《黄帝内经》十二经脉养生法

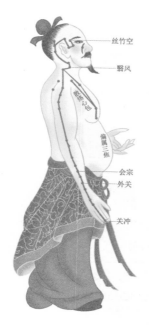

丝竹空
翳风
偏属三焦
会宗
外关
关冲

牟明威／著

U0244844

天津出版传媒集团

天津科学技术出版社

图书在版编目（CIP）数据

《黄帝内经》十二经脉养生法 / 牟明威著 . -- 天津 ：
天津科学技术出版社，2024. 6. -- ISBN 978-7-5742
-2247-2

Ⅰ. R221；R224.1

中国国家版本馆 CIP 数据核字第 2024TW1474 号

《黄帝内经》十二经脉养生法
HUANGDINEIJING SHIERJINGMAI YANGSHENGFA

责任编辑：张建锋
责任印制：兰　毅

出　　　版：天津出版传媒集团
　　　　　　天津科学技术出版社
地　　　址：天津市和平区西康路 35 号
邮　　　编：300051
电　　　话：（022）23332377（编辑部）
网　　　址：www.tjkjcbs.com.cn
发　　　行：新华书店经销
印　　　刷：艺堂印刷（天津）有限公司

开本 710×1000　1/16　印张 11.5　字数 180 千
2024 年 6 月第 1 版第 1 次印刷
定价：59.80 元

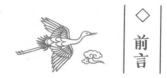

　　《黄帝内经》是我国传统医学四大经典著作之一，它由《素问》与《灵枢》二卷组成。其中，《素问》主要论述了人体生理、病理、疾病治疗的原则，而《灵枢》则以经络学说为核心，偏重于人体解剖、脏腑经络、腧穴针灸等。

　　在黄帝内经《灵枢》卷中，不仅收有关于经络学术的多家学说，而且第一次将人体经络由"十一脉"发展为十二脉。其以手足、阴阳为名，把六脏、六腑与经脉合为一体，构成了脏腑、经脉、血气的循环系统。从此，使人体十二经脉的体系臻于成熟。

　　《黄帝内经》认为，经脉是气血运行的主要通道，它可以保健康、定生死。所以，黄帝内经在《灵枢·经别篇》中就开宗明义地指出"十二经脉者，人之所以生，病之所以成，人之所以治，病之所以起。"可见，十二经脉与人体"生老病死"密切相关。它既是"人之所以生"的根本，也是"病之所以起"的源头。

　　从人体经穴图中，我们可以看出，十二经脉遍布全身，它内属脏腑，外络肢节，将人体各个器官与组织联系成为一个有机的整体。并借以运行气血，营养机体，使人体各部分的功能活动保持协调和平衡。如果这些经脉出现失调，就会影响各个器官的正常运行。这时，疾病自然会乘虚而入……

　　那么，人体十二经脉是如何确定的？它与脏腑、时辰之间又有着什么样的关系呢？

　　对此，黄帝内经在《灵枢》卷中指出，人体经脉有正经和奇经之分。正经有十二，分别为手足上的三阴经和手足上的三阳经，合称"十二经脉"。奇经有八条，即督、任、冲、带、阴跷、阳跷、阴维、阳维，合称"奇经八脉"。鉴于正经与奇经分属两大不同的体系，所以，本书主要侧重于十二正经的养生与解读。

在《黄帝内经》一书中，人体的十二经脉都分别对应着不同的脏器。如手太阴经对应"肺"，手少阴经对应"心"，足阳明经对应"胃"；足少阴经对应"肾"；足厥阴经对应"肝"……也就是说，十二经脉与人体的六脏六腑（含心包）是紧密相连的。哪一条经脉出了毛病，其相对应的经脉肯定也会出现异常。所以，中医常常以"把脉"的方法来诊断疾病的类型。如宋代名医窦材就在《扁鹊心书》上说过"学医不知经络，开口动手便错。"由此可见，中医诊病是非常重视经络运行的。

当然，人体的十二经脉不仅与十二脏腑有着密切的联系，而且与十二时辰也有着独特的对应关系。如子时是"胆经"当令，对应的经脉就是足少阳胆经，丑时是"肝经"当令，对应的经脉就是足厥阴肝经，寅时是"肺经"当令，对应的经脉就是手太阴肺经……

总之，《黄帝内经》认为，人体内的经气就像潮水一样，会随着时间的流动，在各经脉间起伏流注，且每个时辰都会有不同的经脉"值班"。如果能够顺应这种经脉的变化，采用不同的方法，就可以达到良好的养生效果。

本书名为《黄帝内经十二经脉养生法》，实际上是对《黄帝内经》的经络学说进行了一次深入浅出的解读。本书以十二正经为脉络，重点介绍了手三阴经、手三阳经、足三阳经、足三阴经所统领的十二条主要经脉。在介绍每一条经脉的时候，都有机地将它们所对应的脏腑、时辰结合在一起，使之更加科学，更加贴切。

对《黄帝内经》这样的医学名著进行解读，是一项非常艰巨的工作，作者愿接受各位专家的指正，为祖国医学的繁荣昌盛而共同努力！

目 录

| 第三章 |

手少阴心经 / 29

　　手少阴心经对应的脏器是人体的心脏，它是安心养神，调节心志的重要经脉。主治心血管病、冠心病、心绞痛等症。在十二时辰中，它对应午时（11～13点）。《黄帝内经》上说："心者，五脏六腑之大主也，悲哀忧愁则心动，心动则五脏六腑皆摇。"可见，确保心经的正常运行，对脏腑的保养具有相当重要的作用。

| 第四章 |

手阳明大肠经 / 41

　　手阳明大肠经与手太阴肺经，一阴一阳，互为表里。在脏器中，它对应大肠，在十二时辰中，它对应卯时（早上5～7点）。中医认为，大肠经发生异常时，会有牙痛、鼻塞、口干渴、喉咙肿等症状出现。所以,在卯时对大肠经进行按摩可以医治肠、胃等腹部疾病,具有疏风消肿之功效。

| 第五章 |

手少阳三焦经 / 57

手少阳三焦经,内属三焦。它是上、中、下三焦的合称,为六腑之一。黄帝内经在《素问·五藏别论》中称三焦为传化之府,具有运化水谷的功能。在十二时辰中,三焦经对应的是亥时(21~23点)。当三焦经发生异常时,身体会出现重听、眼角痛、或下巴、手臂疼痛等症状。

第六章

手太阳小肠经 / 71

手太阳小肠经,与脏腑中的小肠对应。在人体结构中,小肠是食物消化吸收的主要场所,它上连胃幽门,下接盲肠,具有泌别清浊的功能。在十二时辰中,它对应未时(13~15点)。对小肠经的保养,可采用拍打法或刺激法,使气血保持通畅,可减少耳部、眼部、肩部的疾患。

第七章

足阳明胃经 / 89

足阳明胃经,属胃络脾。其主要生理功能是受纳与腐熟水谷,胃以降为和,与脾相表里。本经出现异常时,可见颤抖、发冷、喜打哈欠及面色发黑等症状。在十二时辰中,胃经对应辰时(7~9点)这个时段,正是早上起床就餐的时候,所以,对胃经的保养应注重早餐的摄入。

足少阳胆经是由头部绕往身体侧面，并达到脚尖的一条经脉。它与脏腑中的"胆"相对应，与十二时辰中的子时（23～1点）相联系。胆经发生异常时，会出现眼睛带青、缺少活力、手腕、脚踝莫名疼痛等症状。对胆经的养护重在安睡，所以，人到了子时以后，一定要注意养精蓄锐。

足太阳膀胱经是十二经脉中最长的一条。黄帝内经在《素问·灵兰秘典论》上说："膀胱者，州都之官，津液藏焉，气化则能出矣。"所谓"州都"就是水聚之处，当膀胱充满尿液时，即经由尿道排出体外。在十二时辰中，膀胱经对应申时（15～17点）。该经脉发生异常时，容易发生股关节痛、痔疮等，且脸部皮肤带黑，失去光泽。

| 第十章 |

足太阴脾经 / 129

足大阴脾经对应脾，脾是人体重要的淋巴器官，具有造血、滤血、清除衰老血细胞的功能。由于脾和胃两个脏腑，具有表里关系，主宰着消化和吸收的功能。因此，脾经一发生异常，身体各种症状就会呈现出来。如心窝或胃附近会有重压感，出现疼痛、恶心、打嗝等现象。在十二时辰中，脾经对应巳时，所以对脾经的保养最好选在 9 ～ 11 点这个时段。

第十一章

足厥阴肝经 / 147

《黄帝内经》认为，肝属木，具有解毒和储藏养分的作用，可称之为人体的将军。当足厥阴肝经发生异常时，身体即会呈现各种不适的症状。如：脸色不佳、喉干、恶心等。在十二时辰中，肝经对应丑时（1～3点），丑时是万物俱寂的时候，此时人体正处于熟睡的状态，这样便于气血回归，使肝脏得到滋养。

第十二章

足少阴肾经 / 161

足少阴肾经对应肾，肾是人体的生命之源，具有生精养精的作用。如果人体的肾经发生了异常，便容易产生疲劳、头晕、食欲减退等症状。由于肾经对应的十二时辰为酉时（17～19点）。此时，正是工作完毕需稍事休息之时，因此保养肾经应不宜过劳。

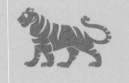

第一章

手太阴肺经

手太阴肺经是十二经脉中排在最前面的一条。学习中医经络，第一条要讲的总是手太阴肺经。它在脏腑联系中，对应肺，在十二时辰中，对应寅时（3～5点）。它上疏肝经之郁结，中化脘腹之湿浊，下补肾中之亏虚，是医治呼吸系统疾病的主要经脉。

对十二经脉稍有研究的人都知道，手太阴肺经是分布在十二正经最前面的一条经脉。它属于手三阴经之一，是掌控人体呼吸系统的重要经脉。对于手太阴肺经的循环路线，黄帝内经在《灵枢·经脉篇》中是这样描述的："肺手太阴之脉，起于中焦，下络大肠，还循胃口，上膈属肺。从肺系，横出腋下，下循臑内，行少阴心主之前，下肘中，循臂内上骨下廉，入寸口，上鱼，循鱼际，出大指之端。"

如果要对手太阴经的运行线路说得通俗点，可以这样理解：该经起自腹部，向下联络大肠，回过来沿着胃的上口贯穿膈肌，入属肺脏，从肺系（气管、喉咙）横行出胸壁外上方，走向腋下，沿上臂前外侧，至肘中后再沿前臂桡侧下行至寸口（桡动脉搏动处），又沿手掌大鱼际外缘出拇指桡侧端。

《黄帝内经》认为，任何经脉都不是孤立存在的，就手太阴肺经而言，它不仅循行于手臂的少商、鱼际、列缺、云门、中府、孔最、太渊、侠白、天府等穴位，还与人体的肺、胃、小肠、喉咙等器官密切相连。其支脉从腕后桡骨茎突上方分出，经手背虎口部至食指桡侧端。脉气由此与手阳明大肠经相接。

手太阴肺经发生病变时，主要表现为胸部满闷，咳嗽，气喘，锁骨上窝痛，心胸烦满，小便频数，肩背、上肢前边外侧发冷，麻木酸痛等症状。

对此，《黄帝内经》指出："诸气者，皆属于肺。"所以，气虚的培补、气逆的顺调、浊气的排放、清气的灌溉，都可以通过调节肺的功能来实现。肺经调理得好，上可疏解肝经之郁结，中可运化脘腹之湿浊，下可补肾中之亏虚。因此有"调诸脏即是治肺"的说法。

手太阴肺经的运行线路图

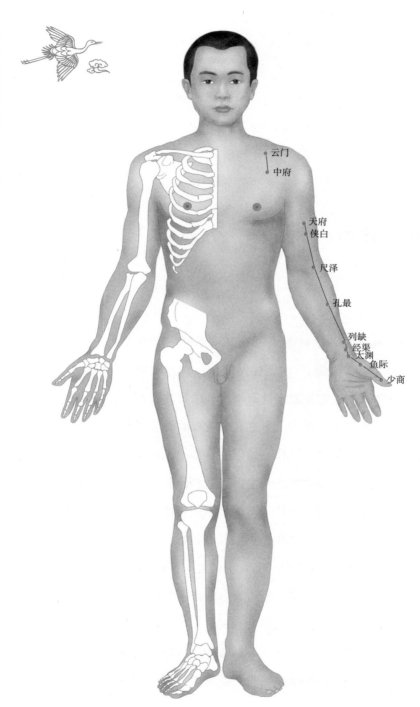

云门
中府
天府
侠白
尺泽
孔最
列缺
经渠
太渊
鱼际
少商

肺是人体的"宰相"

对于肺的功能，黄帝内经在其《索问·灵兰秘典论》中载云："肺者，相傅之官，治节出焉。"所谓相傅之官，在古时相当于宰相，属于一人之下万人之上的人物，它是制定规章制度和法律的长官。

在五脏六腑中，肺为五脏之长，主朝百脉，其他脏器的功能都得通过这里才能完成。如果把心比作一位君主，那么肺就像一位辅佐君主的宰相，协助心脏治理全身，调节气血营卫，沟通和营养各个脏腑。

从人体结构来看，肺位于胸中，上通喉咙，左右各一，在人体脏腑中位置最高，故称肺为五脏之华盖。因肺叶娇嫩，不耐寒热，易被邪侵，故又称"娇脏"。从经络联结来看，手太阴肺经与手阳明大肠经相互络属于肺与大肠，故肺与大肠相为表里，所谓表里即是互相贯通、相互影响的意思。

我们知道，肺是进行气体交换的器官。胎儿降生前，肺无呼吸功能，构造致密，入水则下沉。降生后开始呼吸，肺泡内充满空气，呈海绵状，故可浮于水中。所以，许多法医在进行鉴定时，常利用这一点，来鉴定胎儿死亡的时间。

在生活中，我们也经常可以看到，那些从事美声唱法的歌唱家，一口气可以发出 1 ~ 2 分钟的声音。如果你再看看那些歌唱家的身材，大都是非常强壮的。这是为什么呢？因为身体强壮的人，其肺的活动能量就大。如果一个人的肺活动能量太小，就很难发出这种绵延不断的声音。

当然，进行气体交换是肺的基本生理功能。至于疾病调理方面，《黄帝内经》认为，肺主宣发肃降，是水上之源，肺开窍于鼻、皮毛。此外，诸气愤郁，皆属于肺，在志为忧悲，在液为涕。比如肥胖者一般脂肪过多，主要是因为肺经不通，活动受限制，胸壁和呼吸功能受到损伤，导致了血液中酸毒过多，从而造成了肺换气不足，心悸气短、胆怯、体虚乏力、失眠多梦等并发症。如果肥胖严重加剧，那么，血液携带营养量过少，血液中酸毒、脂肪、垃圾过多沉积，面部等也会更加肥胖。这时，调节肺的功能就显得更为重要了。

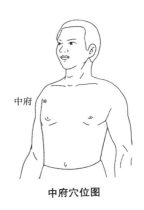

中府穴位图

中府穴：咳嗽就按中府穴，短时间内显奇效

中府穴是肺的募穴。所谓募穴，是指脏腑之气汇聚于胸腹部的一些特定穴位。五脏、心包络及六腑各有募穴一个。

中府穴意指本穴的气血物质来自脏腑，即肺脏气血直接输注的地方，最能反映肺的健康与否。黄帝内经《素问·集注》上说："肺腧气在肩背，气逆于上，则肩背痛而汗出。"黄帝内经《素问·法时论》上也说："肺病者，喘咳逆气，肩背痛。"这些都说明肺脏病变反映于胸廓体表，可表现为肩背痛，或咳引胸痛，胸痛连背，背痛连胸，咳引肩背作痛等。

《黄帝内经》认为，中府穴为肺气汇聚之处，可宣通肺气，止咳平喘，治疗咳嗽、气喘；又可宣调肺气，治疗肺胀满、胸痛，还能治疗肩背痛。根据"中府穴位图"，我们可以得知，在按摩的时候，如果取中府穴可宣肺利气达到止痛之目的。

那么，如何才能准确地找到中府穴呢？中府穴在锁骨窝下一寸，距前正中线六寸，夹紧上肢时，大约与腋下对齐的地方就是。中府穴是治疗咳喘的要穴，我有一个邻居，有一次感染风寒，整整咳嗽了一个月，前前后后去了四趟医院，抽血拍片，挂水吃药，该做的都做了，就是不见好。有一天到我家来串门，进门时他还一直不停地咳，有点上气不接下气的样子，我说，给你揉揉中府穴如何？邻居半信半疑地让我给他揉了10来分钟，不一会他就咳得不那么连续不断了，气也不那么喘了。

当然，中府穴不但对治疗咳嗽特别有效，还可以防治心绞痛。有心绞痛的人通常是中府穴这个地方有淤阻，所以要经常按揉。另外，有心血管方面疾病的人，也可以同时推云门穴和中府穴进行调理。如果你是那种长期爱咳嗽（很有力量的那种咳嗽）的人，觉得堵闷后马上要咳出来的这种实咳实喘，那么，平常就更要多推中府穴和云门穴。推的时候，大拇指按着中府穴，然后向上推云门穴，一般这里会很痛。把痛的地方给推开，浊气就会散掉，你就会觉得胸里面非常舒服。

有人问按摩中府穴时要按摩多久才合适呢？一般来说，每天、每边最少要按摩5分钟才有效果！但中府穴下方肌肉偏薄，如果做日常保健时则建议不要使劲，稍稍施力按揉1～2分钟即可。曾经有一位喜欢健身的朋友因为练扩胸拉伤了肌肉，当时我选的就是中府穴，因为求"效"心切，用力过大，结果第二天他更疼了。当时我考虑刺激这个穴位并不是镇痛，而是要加快他身体自我恢复的过程，但结果却适得其反。所以按摩中府穴一定要区分不同的情况，采用不同的力度。

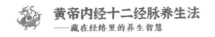
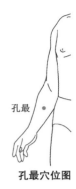

孔最

孔最穴位图

孔最穴：咯血出血不用慌，一按孔最把血收

孔最穴是手太阴肺经的一个郄穴，所谓郄，是空隙的意思。在临床上郄穴主要用于治疗本经循行部位及所属脏腑的急性病证。《黄帝内经》上指出，阳经上的郄穴多治急性疼痛，阴经的郄穴多治血证。孔最穴属阴经之郄穴，在《针灸大成》《类经图翼》上都记载着孔最穴能治吐血。所以孔最穴是治疗咯血的显效穴。

咯血是慢性支气管炎、支气管扩张、肺结核、肺肿瘤病人的常见症状之一。用毫针针刺孔最穴止血效果十分明显。正如《先醒斋广笔记》中治吐血三要诀提出的："宜行血不宜止血，""行血则血循经络，不止自止。"刺孔最穴可开痰通窍，疏通肺经经气，使停留在肺与气管中的淤滞之血易于咯出，使气导通畅，咯血不止而自止。所以，针刺孔最穴使手太阴经受刺激，反射性造成支气管平滑肌弛张，有利于血块排出，呼吸通畅。此外刺激孔最穴还能使内脏血管平滑肌收缩，使破坏的血管易于闭合，咯血减少，其刺激气管内膜作用减少，则咯血、咳嗽随之而止。对此亦有歌诀为证：

止红穴在臂内侧，郄门穴上三寸明，

皮内埋针是一法，加强刺激止血能，

涌泉位于足底找，引血下行归无功，

艾灸或贴止血剂，上病下治效力宏，

止血莫忘孔最穴，只针一次咯血停。

那么，说了那么多，孔最穴在哪里呢？医书上说孔最穴位于腕横纹上七寸。这个七寸要怎么找呢？我们的四个手指是三寸，再加四个手指就是六寸，然后再加一个大拇指，大拇指这边叫一寸，孔最穴大概就在这个位置（如图所示）。

以治疗肺结核为例，用毫针治疗肺结核咯血的操作方法是：在孔最穴或附近用拇指按压，找到明显压痛、酸胀或麻木处，常规消毒后，用毫针垂直或向上斜刺 1 ~ 1.5 寸，施行快速提插捻转手法，中强刺激，以患者前臂有明显的酸胀感，能够耐受为度。一般针刺 1 ~ 2 分钟即可见效。待咯血明显减少后，改用平补平泻手法，留针 30 分钟，留针期间每隔 3 ~ 5 分钟行针 1 次。一般针刺一侧即可，重症患者可同时针刺两侧。

由于孔最穴一般主治急症，除治疗咯血外，对鼻出血、痔疮出血等症状也有作用。因为孔是毛孔、孔窍的意思，最是最大的意思，孔最穴的意思就是身体里所有跟孔有关的问题都归它来管理。上至鼻窍，下至肛门，都跟孔有关，所以孔最穴管的地方特别多。因为鼻孔由它来管，所以鼻出血时可刺激孔最来治疗。肛门处的痔疮它也管，因为它跟孔有关系，所以它也是治痔疮的一个要穴。此外，孔最可以调节孔窍，有的人发热出不了汗，这时刺激孔最穴就可以发汗。

此外，按揉孔最穴对于治疗急性咳嗽、急性的咽喉痛也非常有效。我曾接待过一个患者，他过去感冒的时候总是会嗓子痛，必须得吃几天消炎药才会好，但自从我告诉他揉孔最穴可以治嗓子痛以后，每次感冒了嗓子痛他就揉孔最穴，只需要两三分钟，嗓子就不痛了。可见，孔最穴对治疗因感冒引起的咽喉痛、嗓子痛有很好的疗效。

同理，如果你在感冒时遭受了鼻塞的困扰，也可以按揉孔最穴。具体操作方法是：左鼻孔堵塞，那就揉右臂的孔最穴；右鼻孔堵，那就揉左臂的孔最穴，绝对一揉就通。

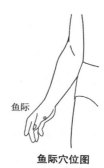

鱼际

鱼际穴位图

鱼际穴：止咳平喘，支气管与哮喘病人的救急穴

在手掌的大拇指根部，由于肌肉明显突起，形状如鱼，故中医学把这个部位称为鱼际。鱼际穴位于第 1 掌骨（拇指根部骨头）的中点，赤白肉交界处（手背皮肤色赤，而手掌皮肤色白）。故此，《黄帝内经》认为鱼际穴与呼吸器官关系密切。

从经穴功能来看，鱼际穴为手太阴肺经之腧穴。腧穴是人体脏腑、经络、气血输注出入的特殊部位。"腧"通"输"，或从简作"俞"。黄帝内经《素问·气府论》解释腧穴是"脉气所发"；《灵枢·九针十二原》也说腧穴是"神气之所游行出入也，非皮肉筋骨也"。说明腧穴并不是孤立于体表的点，而是与深部组织器官有着密切联系、互相输通的特殊部位。"输通"是双向的。从内通向外，反应病痛；从外通向内，接受刺激，防治疾病。从这个意义上说，腧穴又是疾病的反应点和治疗的刺激点。故鱼际穴能疏通肺经经气，调理肺气，起到解表宣肺的作用。

谈到鱼际穴的作用，在上官鼎的《长干行》中亦有这样的记载：

"金英侧卧在石边一片草地上，乌黑的秀发散拂在颈后，两臂微伸，像一只熟睡的小猫，弯曲成一条优美的弧线。无为上人探手试试，果然已经没有了鼻息，不禁心头一凉，暗叹道：这段仇恨，只怕是万难解得开了。但他兀自不愿绝望，屈起右手三个指头，轻轻搭住金英腕间'鱼际'穴，闭目细品，不觉露出一丝喜色道：'不用着急，她气息虽微，血行未止，体内尚有一丝血气，并非绝不可救。'"

这段文字所讲的内容虽是小说中一些虚构的东西，但对鱼际穴的某些作用和治病原理的描述则是有一定的科学根据的，这里正是说明了"鱼际"穴是人体内部疾病的反应点。

鱼际穴除了能反映人体的血气和病症外，还是治疗支气管哮喘的要穴。支气管哮喘是一种常见病，往往发作较急，如果处理不及时，导致严重缺氧就可能危及生命。

关于鱼际穴的平喘作用，近代医家对此做了大量的临床观察的深入研究，也证实了针刺鱼际穴有较好的平喘效果。在临床上，针刺鱼际穴片刻后，许多患者气急、呼吸困难等症状均有不同程度的改善，听诊中反映出哮鸣音消失或减轻，同时也检测到患者针刺后即刻的最大通气量明显增加。

一般来说，针刺鱼际穴治疗哮喘的具体方法是：患者平坐或半仰卧式，取双鱼际穴，局部经常规消毒后，用30号1.5寸毫针同时进针，直刺1寸，强刺激得气后留针30分钟，中间每隔10分钟捻转1次，每日1次。

一时找不到毫针或是不懂针刺的朋友，也可以通过指压鱼际穴来缓解哮喘症状。有一次，我到一个朋友家中做客，晚餐吃到一半，朋友的母亲突发支气管哮喘，一时呼吸困难、不能言语。我因为是去做客的，所以身边没有带针灸工具，于是我赶紧将大拇指按压在老人的鱼际穴上，食指顶住她的虎口，大拇指按顺时针方向由轻到重地反复按揉，几分钟后，老人的哮喘症状就迅速得到了缓解……

　　春季是一些哮喘病人的"多事之秋"。如果在病人哮喘发作时，家属也可以按照上述方法帮助患者揉一下鱼际穴。按压鱼际穴可在数分钟内使哮喘症状迅速缓解，赢得进一步抢救和治疗的时间，使哮喘的危害程度降低到最低水平。按揉时以患者产生明显的酸胀感为宜。频率为每分钟 100 次，一般按揉 2 ~ 5 分钟即可见效。有哮喘病史者，自己平时也可以经常按压或艾灸此穴，按压该穴位时可以不拘时间地点进行，每天最少 3 ~ 5 分钟，长期坚持对哮喘也有很好的预防功效。

　　当然，鱼际穴除了对支气管哮喘有很好的治疗作用外，还能清肺热，利咽喉，滋阴凉血，对咽喉疼痛、咳嗽痰少者的效果也很好。尤其是小儿消化不良时，每次点揉此穴 5 分钟便能起到良好的效果。

　　此外，在冬季感冒的高发季节，每天用双手互搓鱼际穴，还能增强易感冒者的体质状况，提高其抵御外邪的能力。搓鱼际穴的方法很简单：两手鱼际穴对搓，大约搓 20 余次时，鱼际穴开始发热，这时在内心意想着有一股热气沿手臂进入自己的肺脏，持续 2 分钟左右，你便会感到整个手掌发热，这对易感冒者有着非常好的预防和辅助治疗效果。

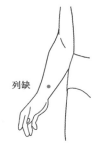

列缺

列缺穴位图

列缺穴：头颈不适就找它

列缺穴是手太阴肺经腧穴之一，它别走手阳明经，通于任脉，又称反关脉。

说到列缺穴，在许多武侠小说中，都经常提到。如金庸先生的武侠巨著《天龙八部》中写道："保定帝听他们争论不休，这二人是大理国医道最精的名医，见地却竟如此人相枘凿，可见侄儿体内的邪毒实是古怪之极，右手伸出食、中、无名三指，轻轻搭在段誉腕脉的'列缺穴'上。他段家子孙的脉搏往往不行于寸口，而行于列缺，医家称为'反关脉'。两名太医见皇上一出手便显得深明医道，都是好生佩服。"

可见，列缺穴历来是医家重视的穴位之一。

那么，对于普通人来说，如何才能准确地找到列缺穴，对列缺穴进行按摩，又能医治哪些疾病呢？

寻找列缺穴有一个最简单的办法，那就是将两手的虎口交叉，食指尖点到的地方就是该穴。临床表明，按摩列缺穴善治头、颈等部位的疾病。最典型的用法就是治疗落枕。有时候，因为睡觉姿势不对，或者脖子露在外面吹风着凉了，早上起来，发现脖子僵硬、疼痛，非常难受，这就是落枕。这时，可以按摩列缺穴，不适感会迅速减轻。

当然，按摩列缺穴不仅对落枕有用，由于它在肺经上，所以还能治疗各种咳嗽、气喘、咽喉肿痛等。按摩列缺穴的手法主要是弹拨。所谓弹拨就是在穴位或其他部位做横向推搓揉动，使肌肉、筋腱来回移动，以有酸胀等感觉为佳。由于列缺穴位置有很多筋，弹拨这些筋时，力度要合适，以有明显的酸痛感为宜。

经常有人问我，为什么弹拨列缺穴可以治疗上述疾病呢？其实，像咳嗽、气喘这样的疾病，都跟喉咙有很大关系，咽喉肿痛就更不用说了。列缺穴的这些疾病，都可以归属到"头项寻列缺"这一句歌诀中。项就是脖子、颈，也包括里面的咽喉。很巧的是，列缺穴所在的位置手腕，通常也被人们称为手颈、手脖子。手脖子上的穴能治脖子上的病，这不是巧合，其中存在着科学的对应关系。

下面告诉大家几种按摩列缺穴的有效方法：

按法：用拇指指端按在列缺穴处，逐渐用力，作深压捻动；

掐法：用拇指指端甲缘掐按列缺穴处，作下掐上提的连续刺激；

揉法：用拇指指端揉动列缺穴；

推法：拇指指端按在列缺穴处，作有节律而缓慢均匀地推动。

第二章

手厥阴心包经

手厥阴心包经对应的脏器是心包。所谓心包，就是包在心脏外面的一层薄膜，它虽然不在五脏六腑之列，却是人体一个非常重要的脏器。如果心包经有了异常，人体就会出现胸中满闷、眼睛昏黄等症。在十二时辰中，心包经对应的是戌时，所以，对心包经的保养最好是在每天的 19 ~ 21 点这个时段。

手厥阴心包经是人体的十二经脉之一，归属手三阴经。所谓心包，中医认为它是心外面的一层薄膜，因为"心为五脏之大主"，好比身体之国的君主；心包包裹着心好像是君主的"内臣"，所以心包能够代心受过，替心受邪，即当有外邪侵犯人体时它要代替心去承受侵袭。

关于手厥阴心包经的经脉循行，黄帝内经《灵枢·经脉篇》中的记载是这样的："手厥阴心包之络，起于胸中，出属心包络，下膈，历络三焦（古作"三膲"）；其支者，循胸出胁，下腋三寸，上抵腋下，循臑内，行太阴少阴之间，入肘中，下臂行两筋之间，入掌中，循中指出其端。"

通俗地说，手厥阴心包经的循行是从胸中开始的，出属于心包络并从其发出，然后下行经过膈膜，依次联络上、中、下三焦；它的支脉，沿着胸部出走胁部，在腋下三寸处再上行到腋窝，再向下沿着上臂内侧，然后下行在手太阴经和手少阴经的中间，进入肘中，再向下沿着前臂两筋之间，进入掌中，沿着中指直达其尖端。

再看手厥阴心包经的穴位，共有天池、天泉、曲泽、郄门、间使、内关、大陵、劳宫、中冲9个穴位，其中除天池穴在前胸上部外，其余8个穴位均分布在上肢掌面。手厥阴心包经还有一支脉从掌中分出，沿无名指直达尖端，与手少阳经相连接。

临床表明，手厥阴心包经若是发生病变，其主要表现为手心发热，肘臂屈伸困难，腋下肿，胸胁胀闷，心痛，心烦，面红，目黄，嬉笑无常等症。

如果将心脏比喻成一棵大树，那么心包就是这棵大树的根，如果根基深稳，则这棵大树就会枝繁叶茂；如果根基动摇，则这棵大树就会呈现枝枯叶黄的病态。可见心包经的功能正常与否与心脏的盛衰有着直接的关系。因此，在日常生活中，养好心包经是我们维护心脏健康的根本。

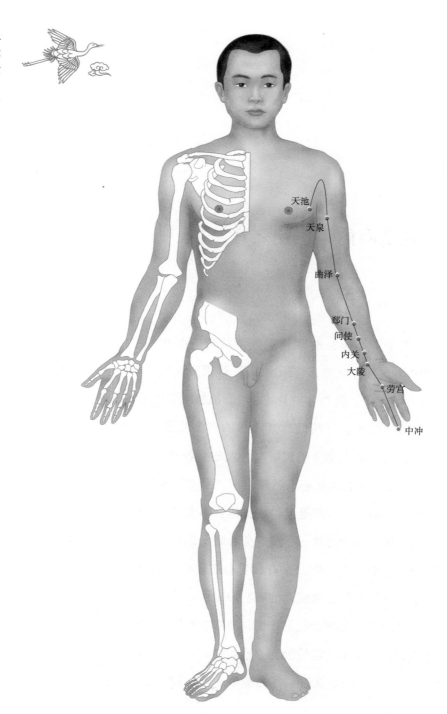

手厥阴心包经的运行线路图

天池
天泉
曲泽
郄门
间使
内关
大陵
劳宫
中冲

心包是心的"臣使之官"

关于"心包"的藏相职能，黄帝内经在《素问·灵兰秘典论》上说："膻中者，臣使之官，喜乐出焉。"这里所说的"膻中"即是心包，它好像君主的"内臣"，包裹并护卫着心脏，能够随时传达君主的旨意。

人体的心脏是我们非常熟悉的一个脏器，然而，它的外层结构——心包，则大多数人都会感到陌生。人的心脏和猪心大小差不多，样子也相似。只是市场上出售的猪心，已经做了"手术"修饰，心包被切除了。

心脏的心包由纤维素构成，尽管不太厚，但很坚韧。它有两种作用：第一是忠诚地保护心脏，尽量避免心脏受到机械损伤，减缓或防止邻近器官的感染向心脏扩散。第二是有利于心脏轻松自如地跳动，完成它的本职工作。心包是如何方便心脏跳动的呢？原来，心包和心脏之间存在着小空隙，中间有少量的黏液起润滑剂的作用，以减少心脏跳动时和心包之间的摩擦。这正像我们往自行车车轴的滚珠上添加机油，以使车轮能轻快地转动一样。

《黄帝内经》认为"气会膻中"，人体的气机在很大程度上都会通过膻中来表现。膻中对于人体是非常重要的地方，相当于西医所说的胸腺。胸腺是人体一个很大的免疫系统，能储存分泌免疫细胞和免疫分子等，位于胸腔前纵隔。胎儿在母体中的时候胸腺是非常大的，等到人出生以后，胸腺就会退化，这个免疫系统就会逐渐萎缩，青春期后逐渐为脂肪组织所代替。事实上，这里边也暗示着一个很重要的道理，就是新生儿之所以能用十个月来完成人类几亿年的进化，是和膻中、胸腺有着密切关系的。而人在婴幼儿时期长得非常快，几乎一天一个变化，而过了青春期以后，人的生长速度就明显减缓了。这些也都和膻中非常有关系。所以，我们要经常按摩这个部位，刺激它以增强我们的免疫力。

膻中因其部位接近于心肺，又是人体气机的发源地，能助心肺输传气血，协调阴阳，使人精神愉快。总的来说，阻挡邪气、宣发正气就是其重要的功能。

《黄帝内经》上所说的"喜乐出焉"，就是指心包是一个主喜乐、主高兴的地方。如果这个地方气血不通，对人的身体是不利的。人在心情特别郁闷或生气的时候，都会有一个习惯性动作就是拍胸脯，这就叫做搏膺。表面上我们打的是胸脯，其实是在拍打膻中。这是因为这个时候，拍打这里可以疏通气机，使人胸中感到舒畅。

心包因为可以代心行事，替心受邪，故心脏有病最先就会表现在心包上，心包经有病，患者就会感觉心慌，"心中憺憺大动"。不过心包有时受风邪、湿邪干扰，并不是马上就会出现问题。比如风湿侵入心包，常会蛰伏20年，才发为风湿性心脏病；寒邪侵入心包，则会阻塞血路，发生心绞痛；水湿之邪入侵心包，则会成为心包积水。

可见，平常照顾好我们的心包，才能使心脏保持良好的状态。

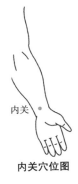

内关穴位图

内关穴：快速止呕又止嗝，晕车晕船不用药

内关穴为手厥阴心包经的"络"穴，黄帝内经《灵枢·经脉篇》载："手心主之别，名曰内关，去腕二寸，出于两筋之间，循经以上，系于心包，络心系。实则心痛，虚则为头强。"意思是说内关是手厥阴心包经分出的络脉，它的循行从掌后腕上二寸处开始，由两筋之间走出，由此分出走到手少阳经，循本经上行，入系心包，联络心系。该络脉发生病证，邪气猖盛的就会心痛，正气虚衰的就会心中烦乱。

内关，内者内部也，关者关卡也。内关穴的穴名，意指心包经的体表经水由此注入体内。内关穴为间使穴传来的地部经水，流至穴位处后，由局部的孔隙从地之表部注入心包经的体内经脉，而心包经体内的气化之气无法从该穴的地部孔隙外出体表，如被关卡阻挡一般，故而得名。

从经穴图上可以看出，内关穴位于前臂掌侧，腕横纹上 2 寸，掌长肌腱与桡侧腕屈肌腱之间。比较简便的取穴方法是：将一手食指、中指和无名指三个手指头并拢，把三个手指头中的无名指放在另一手手腕横纹上，这时三个手指头并拢的手的食指和另一手手腕交叉点的中点就是内关穴。也可以攥一下拳头，攥完拳头之后，在内关穴处有两根筋，实际上内关穴就在两根筋的位置。取此穴位时患者应采用正坐或仰卧，仰掌的姿势。

临床中，内关穴为治疗心、胸、肺、胃等疾患的要穴，历代医家都把它当成是个万能穴。因为，内关穴具有宁心安神、通络止痛的功效，是非常重要的穴位。针灸歌诀中就有"心胸取内关"之说，也就是说涉及心胸部的疾病，主要是心脏方面和肺脏方面的疾病，常选用内关穴来治疗。此外，内关穴还有和胃、降逆、止呕的作用，最简单有效的还是用来治疗恶心、呕吐、打嗝的病症。

很多人都有过晕车的经历，晕车在医学上称晕动症，虽不属什么疑难杂症，发病时却非常令人难受。服用晕海宁之类的药物虽有非常好的预防作用，但是往往给人带来晕晕沉沉的感觉。那该怎么办呢？这个时候内关穴就可以发挥用途了，感觉到要晕车的时候，用大拇指用力掐揉内关穴，指甲要短一些，方向竖向，和两根大筋平行，力量稍大些，以产生明显的酸胀感为度。如果经常晕车的话，最好在乘车前就有意识地去多掐揉一会儿。用力掐揉内关穴一般有点痛，如果是怕痛的朋友，也可以在乘车前切一片生姜，放在内关穴上，然后用胶布、丝带或手帕之类的固定好，也能起到很好的预防作用。

按压内关穴的方法有许多种，一般是以一手拇指指腹紧按另一前臂内侧的内关穴位，先向下按，再做按揉，两手交替进行。对心动过速者，手法由轻渐重，同时可配合震颤及轻揉；对心动过缓者，用强刺激手法。平时则可按住穴位，左右旋转各 10 次，然后紧压 1 分钟。

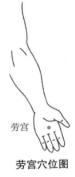

劳宫

劳宫穴位图

劳宫穴：镇静安神，快速缓解疲劳

劳宫穴是手厥阴心包经的荥穴，所谓荥穴，黄帝内经在《灵枢·九针十二原》上载："所溜为荥。"意为脉气至此渐大，犹如泉之已成小流。劳宫穴是人体气机最敏感的穴位，那么，劳宫这个名字到底是什么意思呢？

《黄帝内经》上说，心包经的高热之气在此带动脾土中的水湿气化为气。该穴里的物质为中冲穴传来的高温干燥之气，行至此穴后，此高温之气传热于脾土，使脾土中的水湿亦随之气化，穴内的底部脾土未受其气血之生反而付出其湿，如人之劳作付出一般，故名劳宫穴。也有人认为，劳宫就是劳累了以后到宫殿里去休息。这虽跟原著不相干，但却也能说明它的用途。

劳宫有哪些用途呢？《黄帝内经》认为心是"君主之官"，有主"神明"的作用，即统管思想、意志和感情，而心包有代心行令的作用。劳宫穴是心包经的原穴，一方面它是心包以及心经能量的吸收原发地，另一方面，它更是心包以及心经废物的最终排放地。所以此穴对心包以及心经可以起到虚可补、实可泻的作用。劳宫还是一个补养心脏的穴位，且补养的速度极快。自古以来劳宫穴就是治疗精神疾病的特效穴位。人之"心"的疲劳是精神上的一种抑郁状态，常导致失眠、神经衰弱等症状。所以如果每天觉得心里有点劳累了、有点慌乱了、有点紧张了，就揉揉劳宫穴，可以使忧虑、抑郁等得到舒张。

劳宫穴在哪里呢？最简单的取穴方法是：摊开自己的双手，然后轻轻握拳，指端触及掌心，中指指尖所点之处即为劳宫穴。当你用脑时间过长，感到疲劳时，你不妨以右手的中指压左手的劳宫穴，或以左手中指压右手的劳宫穴。指压时，要闭上眼睛，指压数分钟后，即能精神清爽、倦怠顿消。除指压外也可以在两手间夹一个核桃或钢球之类的东西，使其在劳宫穴上旋转按摩，亦能很快缓解疲劳症状，并有一种舒坦的感觉。只要每天能用心地对劳宫穴给予刺激，就能积极地对抗不可避免的由于日常生活所致的紧张等情绪。

当然，劳宫穴的功效还远远不止这些。当参加面试或者是在其他重要的场合，有些人会感到紧张，手心出汗、心跳加快，这时你不妨按按左手的劳宫穴，它可使紧张的精神平静下来，帮你找回从容镇定的感觉。

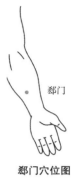

郄门穴位图

郄门穴：心绞痛的救急穴

关于郄门穴的治病作用，《黄帝内经》中并没有直接提到，但在《针灸甲乙经》中则有"心痛，衄哕呕血，惊恐畏人，神气不足，郄门主之"的记载，意思是说，郄门穴可以治疗心痛、心悸、胸痛、咳血、呕吐、呕血、癫狂、惊恐、畏人、神气不足等病症。

郄门是手厥阴心包经的郄穴，在前面我们已经提到，郄穴是经气深聚的部位，在经络中具有特殊功效，专门用于治疗急性病。郄门穴就是心绞痛的救急穴，该穴可宣阳通痹、理气行血化瘀、宽胸利膈以通心脉之淤阻，对于防治心绞痛疗效神奇。

在生活中，当有患者突发心绞痛时，我们要如何才能快速准确地找到郄门穴呢？

郄门穴位于小臂内侧正中腕横纹上5寸，腕横纹到肘横纹是12寸，一个比较简单的取穴方法是：取两处横纹连线的中点，再向手腕方向平移一指的距离，在此附近寻找压痛点，即为郄门穴。

当我们遇到心动过速、心绞痛等心胸疾患突然发作的病人时，就可以取患者左手郄门穴进行急救。这时这个穴会很痛。我们可用左手拇指按定该穴，右手握住患者左手向内侧转动 45 度再返回，以一分钟 60 下的速度重复该动作，一分钟左右，患者大多能缓解症状，给去医院救治赢得时间。

郄门穴也可以用作平时的自我检查，如果发现压痛，而这一段时间自己又比较累，就可以在劳宫穴压痛处轻揉，也可以用麝香壮骨膏贴敷在郄门穴上，可配合拇指点按中冲穴，以保持心情舒畅，遇事不怒，可有效预防心绞痛的发生。

郄门穴穴位较深，自己按摩时可用右手拇指用力按住此穴，同时左手腕做顺时针旋转。这时此穴就会有较为明显的感觉。有心动过速和心绞痛的患者应记住这个郄门穴，发病时它可用于急救。不过最好不要等到发病时才想起去按摩，那时你定是心有余而力不足了，应该在平日多揉一揉，可以防患于未然。

心绞痛患者服用硝酸甘油后痛势稍缓，但胸部仍感觉闷痛不畅时，懂得针刺者也可用毫针针刺郄门穴，常可以针到痛消，且针刺时患者仅感酸胀，没有用手指点按穴位时的疼痛不适。

第三章

手少阴心经

　　手少阴心经对应的脏器是人体的心脏，它是安心养神，调节心志的重要经脉。主治心血管病、冠心病、心绞痛等症。在十二时辰中，它对应午时（11～13点）。《黄帝内经》上说："心者，五脏六腑之大主也，悲哀忧愁则心动，心动则五脏六腑皆摇。"可见，确保心经的正常运行，对脏腑的保养具有相当重要的作用。

手少阴心经，简称心经，它对称地分布于人体的上肢内侧。黄帝内经在《灵枢·经脉篇》中称其为"心手少，阴之脉"。

关于手少阴心经的循行线路，《黄帝内经》认为，"心手少阴之脉，起于心中，出属心系，下隔络小肠。其支者，从心系上挟咽，系目系。其直者，复从心系却上肺，下出腋下，下循臑内后廉，行太阴心主之后，下肘内，循臂内后廉，抵掌后锐骨之端，入掌内后廉，循小指之内，出其端。"

其意思就是说，手少阴心经从心中开始，出来后归属于"心系"（心与其他脏器相联系的部位），下过横膈，络于小肠。其分支从心系向上夹着食道连于目；其直行主干又从心系上肺，向下斜出于腋下，沿上肢内侧后边，至肘中，沿前臂内侧后边，到手掌后腕骨突起处进入掌内后边，沿小指桡侧到达其末端。脉气由此与手太阳小肠经相连。

手少阴心经的首穴名为极泉，末穴名为少冲，其余穴位分别为：青灵、少海、灵道、通里、阴郄、神门、少府。该经和手厥少阴心包经一样，除有一穴位于侧胸上部外，其余8穴均分布于上肢掌侧面的尺侧。

手少阴心经属于心，而心在中医上"主神"，"神"可以简单地理解为"神智、精神"。《黄帝内经》上说，手少阴心经若是异常，人的身体就会出现心胸烦闷、疼痛、咽干、口渴、眼睛发黄、胁痛、手臂阴面靠小指侧的那条线疼痛或麻木、手心发热等病症。

我们知道，心主神明，所以经常敲打心经不仅有安神的作用，对于维护心脏的健康也十分有利。循手少阴心经按揉还可以放松上臂肌肉，疏通该经的经气，点揉和弹拨经脉上的重点穴位还可以预防冠心病、肺心病以及改善颈椎病压迫神经所导致的上肢麻木等症。

手少阴心经的运行线路图

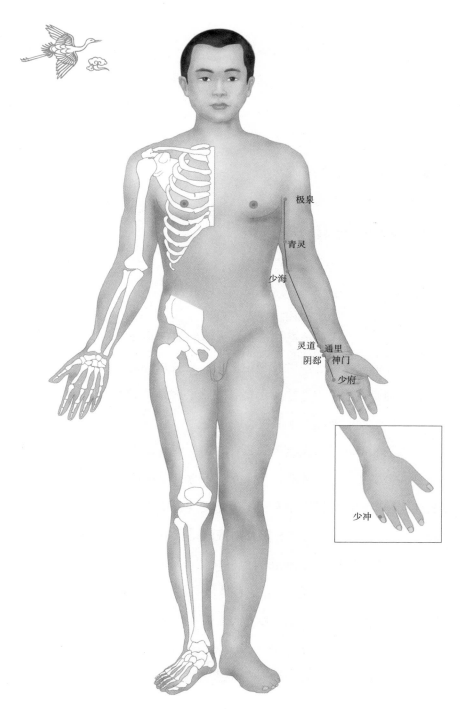

极泉

青灵

少海

灵道 通里
阴郄 神门
少府

少冲

心是身体的君主

说到心脏，一般人都知道它在人体的主要脏器中，是最关键的一个。在黄帝内经的《素问·灵兰秘典论》中，心就被称为"君主之官"。假如我们把自己的身体看作一个国家的话，那么心就是"君主"，它统帅全身，无论在结构还是功能上都处于最核心的地位。

心脏的形状是人人熟悉的，它有如一个倒置的、前后略扁的圆锥体，又像是一个桃子。心尖钝圆，朝向左前下方，与胸前壁邻近。人的心脏为何要长成这种奇特的样子呢？有学者研究发现，这种不对称的奇怪形状，在流体动力学方面具有独特优势，能使血液流动有条不紊、效率极高。

关于心脏的功能，黄帝内经在《素问·六节藏象论》上说："心者，生之本，神之处也。"大意是说，心是生命的根本，主宰着人的精神变化。在《灵枢·邪客》中又提到："心者，五脏六腑之大主也，精神之所舍也。其脏坚固，邪弗能容也。容之则心伤，心伤则神去，神去则死矣。"意思是说，心脏是五脏六腑的大主，精神所主宰的地方。如果它健康"坚固"，邪气就不能侵犯。否则心脏就会受到伤害，心脏受到伤害了，精神就会离去，精神离去就会导致死亡。此外，黄帝内经在《灵枢·口问篇》中还有"悲哀愁忧则心动，心动则五脏六腑皆摇"的记载，意思是说悲哀忧愁可使心脏的"坚固"状态发生动摇，而随着心脏的动摇，五脏六腑也会随之发生动摇。可见心脏在人体中的地位是何其重要。

在现实生活中，许多人认为，人体只有大脑才是思维的中枢，心不过是一个推动血液流动的"血泵"。但是，美国加州数学协会的专家则认为心脏并非一个"泵"那么简单。据有关报道称，在美国得克萨斯州，有一名退休的货车司机在接受了心脏移植手术半年后，性格发生了很大的改变。有一天，他突然坐到桌子前，给妻子写下了一行行的情诗。而在此之前他绝对不是一个多愁善感的人，从不曾给妻子写过一封情书，他 15 岁就离开了学校，且文法差得要命。看着自己写出来的情诗，连这位货车司机都感到非常的震惊。经过科学家分析，这种突然降临的天赋主要来自那颗移植的心脏，因为捐赠者生前很爱写诗。而根据科学统计，从第一例心脏移植手术实施后的 40 年中，每 10 例接受移植心脏手术的病人中，就有 1 人会出现性格改变现象。可见，心脏既是身体的"君主"之官，也具有一定的记忆功能。

中医认为"心主神明，魂魄意志，皆为其统"。心既然相当于君主，那么自然就会有太监、丫鬟、大臣、士兵等层层包围着它、保护着它，这种层层包围、保护使得心不受任何邪气干扰，这就是中医所说的"心不受邪"。一般情况下，心是不会受到任何邪气干扰的；即使受到干扰，心也是最后一个受到伤害的。但是心一旦受了外邪，那就会有生命危险，身体这个"帝国"也就近于崩溃了。所以，心脏必须得到最周密的保护。

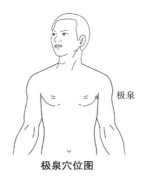

极泉穴位图

极泉穴：冠心病人的福星，危急关头显身手

心脏的强健是保证各个脏腑都能健康运行的基础，如果心脏处于不正常状态，血脉闭塞不通，便会影响脏器受损，达不到养生长寿之目的。这一点，黄帝内经在《素问·灵兰秘典论》上早有记载："凡此十二官（脏腑）者，不得相失也。故主明则下安，以此养生则寿……主不明则十二官危，使道（经络）闭塞而不通，形乃大伤，以此养生则殃……"这些记载无不说明养生之道在于养心。

通过手少阴心经的运行线路，我们可以看出，极泉穴是手少阴心经的首穴，在腋窝顶点，当上臂外展时，腋窝中部有动脉搏动处即是。按摩此穴有宽胸、宁神、养心的功效，是治疗冠心病的要穴，还可治疗中风后遗症、肺心病、颈椎病所致的上肢麻木等。

一般来说，因极泉穴位居腋窝针灸不便，中医很少会应用此穴进行针刺类的方法治疗，主要的操作方法都是弹拨穴位，也就是先用手指点按在穴位上，稍微加力至有酸胀等感觉为止，然后向旁边拨动，拨动时手指的力度不减。那么，要如何衡量是否弹拨到了极泉穴呢？当我们弹拨极泉穴的时候，出现无名指和小指发麻的情况，就是弹拨对了。

由于"极泉"穴是宗气会聚之处，尤其是当冠心病人心绞痛发作时，对极泉穴进行弹拨有很好的疗效，弹拨时，常采用让病人平卧，在舌下含化硝酸甘油片的做法。点弹时先用右手握住患者左手背，使其臂稍外展，可在腋下见到暴露的"极泉"穴。然后，用左手食指尖轻轻点弹此处，点弹 1 ~ 2 分钟后，再用同样方法，换用右手食指尖点弹 1 ~ 2 分钟。一般 3 ~ 5 分钟心绞痛的危重症状便可消失。

所以当心脏发出"警报"信号时，除一般规范用药外，采用点弹"极泉"穴相助，可收到良好效果。

到了夏季，暑热之邪容易耗心气、伤心阴，心脏不好的老人就会常常感到心慌、气短、胸闷等不适，这时坚持自我按摩极泉穴还可治疗和改善此症。其具体方法是：将左右臂交叉于胸前，左手按右腋窝，右手按左腋窝，运用腕力带动手指，有节律地捏拿腋下肌肉 15 次；再反复揉压 15 次，直至出现酸、麻、热的感觉。早晚各 1 次，每次 3 ~ 5 分钟。手法要轻柔，切忌用力过猛。

临床表明，弹拨极泉穴除了能缓解心绞痛，改善因气血不畅引起的症状外，对于消除腹部胀堵亦十分见效。在生活中，如果你只要吃一点食物就马上感觉饱胀难消，通常是心脏功能虚弱，无法供给胃充足的气血用于消化所致。这时按揉一下极泉穴，便可促使心脏给胃提供充足的气血，只需 1 ~ 2 分钟你就会发觉胸口发堵的感觉马上就消失了。再揉个 5 分钟，整个肚子就会感觉顺畅多了。

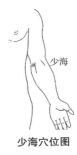

少海穴位图

少海穴：治疗耳鸣有特效，从此告别蝉鸣声

少海穴为手少阴心经之合穴，所谓合穴，黄帝内经在《灵枢·九针十二原》上载："所入为合。"意为脉气自四肢末端至此，最为盛大，犹如水流合入大海。合穴多分布在肘、膝关节附近。少海穴即位于肘关节处。

在临床上，少海穴常用于治疗头部、手部及神经方面的疾病。最典型的是用来治疗耳鸣。严重的耳鸣可以扰得人一刻不得安宁，令人十分紧张。按摩少海穴是治疗耳鸣的要穴，尤其是对于那种心烦上火引起的耳鸣，用少海穴治疗效果最好。选取少海穴最准确的方法是：屈肘，当肘横纹内侧端与肱骨内上踝连线的中点处即是。

我曾治疗过一个患者，她虽然是一个刚二十出头的妙龄少女，但是患耳鸣却有 3 年之久。她为此到处求医，效果却始终不理想。后来，在朋友的介绍下，托我给她进行治疗。

那天她来就诊时，我见她身材高大，却很瘦，而且面无血色，一开始就询问她的饮食情况，还问她是否生过胃病。我的问诊让她感觉有点风马牛不相及的味道，于是便用一种略带怀疑的目光看着我。当我了解到她的疑惑后，便一边给她把脉一边笑着说："人之一身，经络脏腑，互有联系，耳鸣并非只是耳朵的缘故，不弄清源头，耳鸣是无法根治的。而耳为九窍之一，窍之病，常常与胃有关。现在的年轻女性，每餐往往吃得很少，却自以为对身体没什么影响。却不知主食量太少，气血亏虚，耳朵的疾患自然难以治疗。我给你把脉，发现你的脉象十分虚弱，正是主食摄入不足引起的气血亏虚。"关于这一点，黄帝内经在《灵枢·口问》中说："人之耳中鸣者，何气使然？耳者，宗脉之所聚也，故胃中空则宗脉虚，虚则下溜，脉有所竭者，故耳鸣。"

随后，我告诉她以后要多吃主食，同时嘱咐她服补中益气丸，只有气血养足，耳朵才能够治好，否则药物无效，针灸也没有用处。她抱着试试看的心理，回去以后遵照我的嘱咐调理了一段时间，第二次来我这里就诊时，我再为她把脉，见她脉象已有明显好转，便选取她的少海穴，用小保健锤敲击了十几下。敲后她便马上感觉耳鸣减轻，舒服了很多。后来，她遵照我的嘱咐，继续服用补中益气丸，每餐吃足量的主食，避免劳累，并且每日敲少海穴，没过多久，困扰她 3 年之久的耳鸣就痊愈了。

那么，我取少海穴治疗耳鸣，有什么根据呢？黄帝内经《灵枢·顺气一日分为四时》上说"病在胃及以饮食不节得病者，取之于合"就是这个道理。其实，少海穴还是治慢性病的常用经穴，对于齿痛、晕眩、呕吐、后颈酸痛、肘麻痹、肋腹至腋下间痛诸症都有效。取少海穴用来治疗肘关节及其周围组织的病变，比如屈伸不利、落枕、前臂麻木及肘关节周围软组织等疾患时，主要是在穴位上进行点揉或艾灸。但是在治疗颈椎病压迫神经所导致的前臂麻木时，主要还是在穴位上进行拨动，方法与弹拨极泉穴的方法相同。

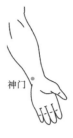

神门穴位图

神门穴：安神健脑治失眠，经期不再是梦魇

　　神门穴是手少阴心经的原穴，位于手腕部位，手腕关节手掌侧，尺侧腕屈肌腱的桡侧凹陷处。所谓原穴是指脏腑原气经过和留止的部位。人体的十二经脉各有一原穴，故又名十二原。实际上，神门为心经的原穴是在《难经》中被提出来的，在《灵枢》中起先只提出了 11 个原穴，并指出了各原穴的位置，但其中心经的原穴——神门却不在其中。

　　原气源于肾间动气，是人体生命活动的原动力，通过三焦运行于五脏六腑，通达头身四肢，是十二经脉维持正常生理功能的根本。因此脏腑发生疾病时，就会反映到相应的原穴上来，通过原穴的各种异常变化，又可推知脏腑的盛衰。在临床上，针刺原穴能使三焦原气通达，调节脏腑经络功能，从而发挥其维护正气，抗御病邪的作用。

　　神门穴是按摩养生经常取用的穴位之一。对于心慌、心悸以及失眠都有很好的保健作用。比如，我女儿平时很少有睡不着觉的时候。但最近面临高考，学习压力太大总是睡不好，有一天晚上她跑进我的房间说："爸爸我睡不着！"我赶紧让她回自己的房间，自己也跟着她进屋，我让她躺回床上，然后抓住她的一只手在她的神门穴上按揉起来，刚揉了几下，她便开始打哈欠，眼睛也闭上了，手也不用力了。我又按了几下，然后把她的双手轻轻地放回被子里，回到了我的房间。第二天早上女儿起床后，我问她："你知道昨晚你什么时候睡着的吗？"她想了想，回答说："记不起来了啊！"可见，按摩神门穴对失眠具有很好的疗效。

　　要知道，神门穴是心经的原穴，可以补充心脏的原动力，每天坚持按揉此穴能补心气、养心血，对于心血不足引起的情绪不良有很好的安神定志作用。当你情绪波动很大，或是失眠多梦的时候，都可以用手指按揉此穴，力量不需要太大，也不必追求酸胀感。许多女性在月经周期中存在情绪波动问题，尤其是在月经前和月经期间，情绪十分低落，抑郁或脾气暴躁等，其实，这全是心血不足惹的祸。有些女性本身心血不足，月经时大量气血又被派到冲任，心血更虚了，心主管神志，心自身都衰弱了，就无法好好地掌控神志，所以会造成情绪上的波动，或低落或焦虑。这时补充气血，安神定志就可以避免经期的情绪波动，而按揉神门穴就是最好、最有效，也是最便捷的方法。对于那些在经期情绪不稳的女性来说，建议每天早晚按揉两侧神门穴2～3分钟，然后再配合按揉两侧心俞穴2～3分钟，只要长期坚持下去，就能让你在经期有个好情绪，轻松愉快地度过不舒服的那几天。

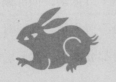

第四章

手阳明大肠经

手阳明大肠经与手太阴肺经,一阴一阳,互为表里。在脏器中,它对应大肠,在十二时辰中,它对应卯时(早上5～7点)。中医认为,大肠经发生异常时,会有牙痛、鼻塞、口干渴、喉咙肿等症状出现。所以,在卯时对大肠经进行按摩可以医治肠、胃等腹部疾病,具有疏风消肿之功效。

手阳明大肠经是人体的手三阳经之一，该经起自手太阴肺经的少商穴。其支者络入食指内侧端之商阳穴，与手太阴肺经是互为表里的一对经脉，有着非常密切的关系。

关于手阳明大肠经的循行线路，黄帝内经在《灵枢·经脉篇》中亦有详细的记载。书中指出："大肠手阳明之脉，起于大指次指之端，循指上廉，出合谷两骨之间，上入两筋之中，循臂上廉，入肘外廉，上臑外前廉，上肩，出髃骨之前廉，上出于柱骨之会上，下入缺盆，络肺，下膈属大肠。"

通俗地讲，就是说手阳明大肠经起自食指桡侧端，沿食指桡侧上行，出于第一二掌骨之间，进入两筋（拇指长、短伸肌腱）之中，沿前臂桡侧进入肘外侧，再沿上臂前外侧上行，至肩部向后与督脉在大椎穴处相交，然后向下进入锁骨上窝，联络肺脏，通过膈肌，入属大肠。

十二经脉中每一条经脉都有直脉和支脉，手阳明大肠经也不例外。该经的支脉是从锁骨上窝走向颈部，通过面颊，进入下齿槽，回过来沿口唇两旁，在人中处左右交叉，上夹鼻孔两旁。脉气由此与足阳明胃经相接的。

大肠经共有20穴。其中，15穴分布在上肢背面的桡侧，5穴在颈、面部。首穴商阳，末穴迎香。从食指的商阳穴起，经二间、三间、合谷、阳溪、偏历、温溜、下廉、上廉、手三里、曲池、肘髎、手五里、臂臑、肩髃、巨骨、天鼎、扶突、口禾髎，至迎香穴止。其中合谷、曲池、手三里、迎香是该经上重要的穴位。

从手阳明大肠经的循行路线我们可以看出，与该经关系密切的内脏有肺和大肠，头部器官有下牙和鼻子。该经若发生病变，主要表现为牙痛、喉咙肿痛、颈部肿痛、流鼻血、口渴、鼻塞、自肩前到上臂间疼痛、食指疼痛等病症。

中医有"循行所过，主治所及"之说，其意思就是说经脉从哪儿过就能治哪儿的病。《黄帝内经》上也说："阳明经多气多血。"气血是维持生命活

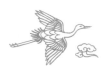

手阳明大肠经的运行线路图

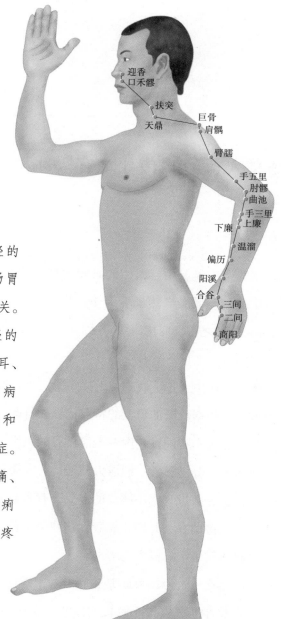

迎香
口禾髎
扶突
巨骨
天鼎
肩髃
臂臑
手五里
肘髎
曲池
手三里
下廉
上廉
温溜
偏历
阳溪
合谷
三间
二间
商阳

动的基础，手阳明大肠经的气血通畅，与其络属的肠胃的消化吸收功能的好坏有关。因此，疏通手阳明大肠经的气血可以预防和治疗眼、耳、口、牙、鼻、咽喉等器官病症，以及腹部疾病、热病和本经脉所经过部位的病症。例如头痛、牙痛、咽喉肿痛、各种鼻病、泄泻、便秘、痢疾、腹痛、上肢屈侧外缘疼痛等。

大肠是人体的"传导之官"

在《黄帝内经》中，人体的脏腑根据其功能的不同，都被形象地以官职进行了分封。大肠当然也不例外，黄帝内经《素问·灵兰秘典论》上说："大肠者，传导之官，变化出焉。"因其功能是主传化和疏导的，故大肠所封的官职就叫传导之官。

大肠在人体中居于下腹中，上接小肠，下接肛门，在空、回肠的周围形成一个方框。根据大肠的位置的特点，分为盲肠、结肠和直肠三部分。大肠的结构和小肠大不相同，它内壁光滑没有绒毛组织，而是形成个别的带状结构，吸收水分，分泌黏液，润滑大便通行。大肠最大的特征就是内部住满了上千种肠道菌，数量远比小肠里的多，既有有益菌，也有坏菌，更有骑墙派的中性菌。这些菌在大肠中，靠着食物残渣生存，制造出各种各样的养分或毒素，对身体健康影响极大。

《黄帝内经》认为，大肠是主传化糟粕和主津的。什么是主传化糟粕呢？大肠上接小肠，接受小肠食物残渣，吸收其中多余的水液，形成粪便。

大肠之气的运动，将粪便传送至大肠末端，并经肛门有节制地排出体外。大肠主津，意指大肠吸收水分，参与调节体内水液代谢的功能。大肠接受经过小肠泌别清浊作用后所剩下的食物残渣和剩余水分，将其中部分水液吸收，使食物残渣形成粪便，即常说的燥化作用。

大肠与肺、肝、脾、胃、肾都有密切的关系，尤其与肺是互为表里的关系，因为手阳明大肠经属大肠络肺，手太阴肺经属肺络大肠。大肠正常传导，肺气便可清肃下降；肺气清肃下降，亦有助于大肠传导功能的正常发挥。大肠要正常传导，还有赖于肝气疏泄调节，脾气健运，胃津充足及肾阳温煦正常，使气行而降，津润而通，通降得宜，方传导有常。若某一脏器的不足或偏颇，都可影响大肠的传导。如果大肠传导失常，就会出现大便质、量以及次数的异常变化，如泄泻、便秘或便脓血等。

此外，大肠既是排毒器官，又是致病之源，糟粕的正常传导与否，不仅影响大肠本身，更可影响其他脏腑功能。保持大肠腑气通畅，不仅可以治病，更可防病；不仅可以治腑，更可安脏。因为大肠是机体对饮食进行消化、吸收，输布水谷精微，排泄糟粕的重要器官，所以对大肠在养生保健方面要从多方面加以注意，要有合理的饮食规律，加上心情舒畅，使脾胃健运，肝气条达，气血津液生化之源充足，就可抵御外邪侵入，保持大肠正常的传导功能，减少疾病的发生。

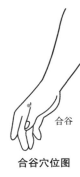

合谷穴位图

合谷穴：疏风散热治感冒，不打针来不吃药

合谷又称虎口，它是手阳明大肠经上一个很重要又好用的穴位。《黄帝内经》上说，合谷之名意指大肠经气血会聚于此并形成强盛的水湿风气场。经络学说也认为，合谷穴是三间穴天部层次横向传来的水湿云气，行至本穴后，由于本穴位处手背第一二掌骨之间，肌肉间间隙较大，因而三间穴传来的气血在本穴处汇聚，汇聚之气形成强大的水湿云气场，故名合谷。

按摩合谷穴可以使合谷穴所属的大肠经脉循行之处的组织和器官的疾病减轻或消除。古人有"面口合谷收"之说，意为凡是颜面上的病，像牙痛、头痛、发热、口干、流鼻血、脖子痛、咽喉痛以及其他五官疾病按摩刺激合谷穴都有疗效。

那么，合谷穴到底在哪里呢？合谷穴位于手背上第一、第二掌骨间，第二掌骨桡侧中点处。合谷穴的位置很好找：用另一只手的拇指第一个关节横纹正对虎口边，拇指屈曲按下，指尖所指处就是合谷穴；或者食指拇指并拢，肌肉最高点即是。

合谷穴作为手阳明经的原穴，有宣通气血，促使阳气之升发而奏，扶正祛邪之功效，可以提高人体免疫力，治疗和预防感冒等外感病。对于感冒不能吃药的小宝宝们和那种长期服用感冒药后产生了抗体的成年人，按摩合谷穴是十分有效的治疗方法。

我有一位朋友抵抗力不好，自然经常感冒，感冒药吃多了身体就会产生抗体，所以任何一种牌子的感冒药对他都不管用，每次感冒都要拖上很长一段时间。有一次，他拖得没办法了就跑来问我："感冒了除了打针服药还有其他方法可以治疗吗？"我告诉他，可以用右手的拇指以顺时针的方向按摩左手合谷穴，左手拇指以顺时针的方向按摩右手合谷穴，每次按 100 下，每天按摩三次。按摩完后再喝一杯热开水，出出汗，感冒就可以缓解。他照做了以后发现挺管用的，自此以后每次感冒了就按一下合谷穴，塞住的鼻子很快就通气了，感冒也好得快。

值得注意的是，哺乳期的妈妈感冒了，如果怕传染给小孩，也可以按摩小孩的合谷穴，以增强他的抵抗力，如果是着凉受寒或者受风了，还可以加上翳风和风池、风府等穴位。

除上面所述的作用外，合谷穴的功效还有许多。如痔疮发作出现便血时，可以按摩或搓揉合谷穴，按摩时以有酸胀感为宜。需要注意的是，指压时朝小指方向用力可以更好地发挥此穴的疗效，而并非垂直手背按压。由于手阳明大肠经经过下牙跟，下牙疼时按合谷穴 5 分钟，疼痛就会减轻。如果是患有牙龈炎，经常按压该穴也能收到很好的疗效。此外，合谷穴还是一个急救穴。如果因中暑、中风、虚脱等导致晕厥时，可用拇指掐捏患者的合谷穴，持续 2 ～ 3 分钟，晕厥一般都可缓解。

虽然按压合谷穴的好处很多，但对于体质较差的病人，不宜给予较强的刺激，孕妇也不宜按摩合谷穴，更不要使用针灸。

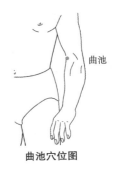

曲池

曲池穴位图

曲池穴：泻热降压效果好，还能兼治臂肘痛

曲池穴是人体手阳明大肠经上的重要俞穴之一。黄帝内经《灵枢·九针十二原》上说："所注为俞。"也就是说，经脉在流注方面好像水流汇集输注到更大的水渠一样。人体十二经脉各有一个俞穴，又称"十二俞穴"。

关于曲池穴的功用，从字面上就可以看出一定的端倪。曲，是弯曲；池，是水停汇聚的地方，好像江河之水在这儿汇聚入海一样。大肠经的经气从这儿向深处会合到脏腑，对调节手阳明经经气及脏腑功能有着重要意义。

在金庸先生的武侠作品中，曲池穴的重要作用也曾多次被提到，如在《射雕英雄传》中就有这么一段："黄蓉微微一惊，退避已自不及，右手挥出，拇指与食指扣起，余下三指略张，手指如一枝兰花般伸出，姿势美妙已极。彭连虎只感上臂与小臂之交的'曲池穴'上一麻，手臂疾缩，总算变招迅速，没给她拂中穴道。"在《天龙八部》亦有："王语嫣拼命击打鸠摩智，终难令他放手，情急之下，突然张口往鸠摩智右臂上咬去。鸠摩智猛觉右'曲池穴'上一痛，体内奔腾鼓荡的内力蓦然间一泻千里，自手掌心送入段誉的头颈。"

从小说中对曲池穴的描述可知，该穴是一个非常重要的穴位。那么，曲池穴的具体位置到底在哪里呢？按摩曲池穴又能预防和治疗哪些疾病呢？

根据《黄帝内经》上的记载，曲池穴在曲肘关节外，肘横纹外侧端。取该穴位时患者宜采用正坐，侧腕的取穴姿势。本穴位具有主治发热、高血压、肩肘臂痛、咽喉肿痛、上肢不遂或抽搐、扁桃腺炎、关节炎、月经不调等保健作用。

按摩曲池穴用来泻热有很好的效果。当你感觉心情烦躁，似憋有一团怒火时，不妨把大拇指按在曲池穴上做前后方向拨动，至感觉酸胀或者有点疼时，心情就会安宁，火气也能够降下来。

有高血压的中老年人每天点揉此穴对控制血压也很有帮助。日本就有"老年时灸曲池，促耳聪目明，预防中风"的习俗。血压异常者进行曲池穴保健灸后，可明显提高每分钟心搏出量，平均收缩压，同时明显降低总外周阻力，能有效地改善临床症状。

灸疗的方法有很多种，普通人用直接灸的方法即可以起到养生保健的效果。受灸者首先端身正坐，屈肘，在肘横纹桡侧端凹陷处取穴。然后用75%酒精棉球消毒，用红药水点个点，打好记号。取极细的艾绒，做成麦粒大小的圆锥形艾炷，然后把它直立放置于穴位之上，再用线香从顶尖轻轻接触点着，使之均匀向下燃烧。第一支燃至一半，即用手指掐灭，或快速捏起；第二支仍在原处，燃至大半，有痛感即去掉或按灭。每次一般灸9次，至发红即可。还可根据病情选辅穴，头痛、头晕、耳鸣取太阳、合谷、三阴交；心悸、失眠取神门；还可辨证选取内关、列缺等。

实际上治疗高血压这类疾病并非要把你的血压降到正常值以内，关键是怎么让它保持在一个比较稳定的范围内。这样我们的身体就能适应这个范围，然后身体就能重新达到一个平衡。所以在这种情况下按揉穴位就特别需要坚持，虽然用不了多长时间就能够见效，但是"见好就收"还是不行的。因此，当血压降至正常范围后还需继续进行巩固治疗。

当然，按摩曲池穴，对治疗臂肘疼痛也非常见效。在生活中，如果偶尔进行剧烈的手部运动，或是手部用力过度时，手臂就会出现酸痛沉重的感觉，严重时拿起筷子吃饭都会直打哆嗦，或是连写字也使不上劲。遇到这种情况，就可以请家人帮忙揉曲池穴，边揉边屈伸肘关节，不用多久胳膊的酸痛沉重之感就会减退，效果十分明显。

曲池穴除可以用上述方法进行刺激外，还可以捏拿或捻揉的方式进行按摩。按摩时，先用右手食指按压在左手曲池上，拇指托住少海穴，拇食两指同时用力捏拿50下；然后换左手捏拿右肘曲池50下。或是用右手拇指按压捻揉左肘曲池50下，然后换左手拇食指捏拿揉捻右肘曲池50下。

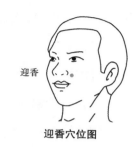

迎香

迎香穴位图

迎香穴：鼻部疾患不用愁，一按迎香诸病消

迎香穴是手阳明大肠经上最后一个穴位，黄帝内经在《灵枢·经脉篇》上载："其支者，从缺盆上颈贯颊，入下齿中，还出挟口，交人中，左之右、右之左，上挟鼻孔，循禾髎、迎香而终，以交于足阳明也。"可见，手阳明大肠经行至迎香穴时即交于足阳明胃经。所以，迎香穴也是足阳明胃经的起始部位。

从经穴部位图上可以看出，迎香穴位于人体的面部，在鼻翼旁开约一厘米的皱纹中。该穴名意指本穴接受胃经供给的气血。大肠经与胃经同为阳明经，气血物质所处的天部层次相近，迎香与胃经相邻，所处又为低位，因而胃经浊气下传本穴，故而得名。其实我觉得，古人给它起这个名字大概就是因为鼻子不通时不闻香臭，什么味都闻不出来，结果按了它以后发现能闻见香味了，所以就叫它"迎香"。

迎香穴是主治鼻部疾患的要穴，如鼻炎、鼻塞、流鼻血、鼻窦炎等，尤其是对于治疗鼻塞有特效。如《针灸歌赋》中就有："不闻香臭从何治，迎香二穴可堪攻，先补后泻分明效，一针未出气先通"之说。从这四句歌诀中我们就可以看出，如果鼻子有毛病，像遇到感冒引起的鼻塞、流涕，或者过敏性鼻炎等引起的鼻腔闭塞，以致不闻香臭时，取迎香穴进行按摩具有最直接的效果。按摩时，可用左右两手的食指指腹稍稍用力地压住鼻翼两侧的迎香穴。持续压10秒左右，大体上就可以使鼻子通畅。如仍未见效时，可指压印堂穴。但是对印堂穴，光按是没有用的，要用中指的指肚按在印堂穴上，稍微用力按压，然后慢慢地向上推。如此几次反复刺激，鼻塞就可以消失。

冬春是感冒的易发季节，感冒后常引起鼻塞，不但呼吸困难，而且妨碍学习、工作，又会造成失眠，可说是有百害无一利。如果你能从入冬开始到初夏这段时间坚持每天按摩迎香穴5～10分钟，就可以大大减少患感冒的几率。当然，如果你把这个按摩动作当成一个好习惯发展到长年坚持，到时，不光感冒少了，鼻子也通畅，身体自然也就健康了。

在多年的临床实践中，我发现，迎香穴除了可以治疗鼻塞和预防感冒外，对于治疗鼻出血也十分有效。

鼻出血又称鼻衄，是临床常见症状之一，多因鼻腔病变引起，也可由全身疾病所引起。对于非内科疾病和外伤引起的一般性鼻出血，按摩迎香穴可起到止血的作用。值得注意的是，流鼻血时，低头可引起头部充血不适。有很多人流鼻血时则习惯把头仰起，甚至将鼻血咽下去再吸收。这也不正确，仰头会使血液顺重力作用流到咽喉部，当血量过多、过急时，容易呛入气管及肺内，造成呼吸道梗阻；如果鼻血经咽喉进入胃内，就会刺激胃肠黏膜，产生胃部不适乃至呕吐。

正确的做法是，患者取坐位或半坐位，全身放松，头略向前倾，不能仰卧位，也不能头向后仰或低头，口中的血液应尽量吐出。这时可用冷毛巾敷头部或颈后部，同时用手指在迎香穴上稍施加压力 3 ~ 5 分钟。指压的力度，应该以感到轻微疼痛为准，同时让出血者张口呼吸。

　　进入春季时，自然界气温逐渐升高，导致湿度降低、空气干燥，鼻出血变得更为常见。从中医角度讲，春季阳气开始升发，人体阳气也随之旺盛，即俗话所说"容易上火"，故多见血随气上冲鼻咽导致出血。这时，按揉迎香和巨髎可以起到很好的预防作用。按摩时将双手食指指腹放于左右穴位，对称地进行按揉。先迎香，后巨髎，每穴 5 分钟，早晚各 1 次。还可以把按摩范围扩大，将两手食指或中指的指腹面放在鼻翼的两侧，沿鼻梁摩揉，向上可以到两眉之间，向下可以到鼻翼旁。注意按压要适度，最好由轻渐重。这样每天来回摩擦 50 次，可以预防感冒、宣通鼻窍、防止鼻出血。

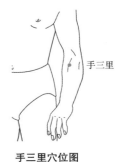

手三里穴位图

手三里穴：治疗肘臂酸痛最有效

手三里是手阳明大肠经位于肘部的一个穴位。跷起大拇指，两肌腱中间为阳溪穴。手三里在阳溪穴与曲池穴的连线上，在曲池穴下约三横指处。

说起手三里穴之名，其意是指大肠经冷降的浊气在此覆盖较大的范围。本穴物质由上廉穴传来，上廉穴的水湿云气化雨而降，在该穴处覆盖的范围如三里之广，故而得名。

在临床上，手三里穴的应用较多，但多用于治疗肩臂疼痛，而治疗腰腿痛则甚少。古代文献中的记载也多以手三里穴治"手臂不仁，肘挛不伸"，"肘臂酸痛，屈伸难"，"中风口僻，手足不遂"等。在《针灸甲乙经》中虽然提到"腰痛不得卧，手三里主之"，可"腰痛"的原因却是因"肠腹时寒"所引发的。

按摩手三里穴对缓解上肢疲劳、酸痛特别有效。我平时大多数时间是坐在诊室里，出去运动的时间很少。有一个周日恰逢天气好，朋友邀我一起去打羽毛球。我在家也没什么事干，就和他去了。以前在医学院读书时，我是学校的羽毛球好手，可是参加工作后就很少去碰它了，球技自然大不如从前了。一开始我老是输，打了近一个小时，我才扳回劣势。那天玩得兴起，就一连打了三个多小时才罢手。晚上回来后，胳膊又酸又痛，那个难受劲就别提了，真可以用叫苦连天来形容。我想要是睡一觉起来，第二天只会更难受，于是我就用一只手从上到下去揉另一边的胳膊，当揉到手三里穴这个位置时，感觉特别酸，但是很舒服。我继续揉了一会儿，胳膊的酸痛感就缓和了很多，不再像刚开始那么难受了。后来我又换另一只手揉了一会儿。第二天早上起来，两只胳膊一点异样的感觉也没有，根本不像头天刚做过剧烈运动的。

所以，我建议那些平时不怎么爱运动的朋友，如果偶尔出去锻炼，回来后上肢疲劳，有酸痛感，不妨去按摩手三里穴，酸痛不适之感马上就可以很好地缓解。

此外，手三里穴与颈椎部位的大椎穴密切相关联，敲击手三里对于治疗颈椎病也会起到防治作用。敲击的方法是将左手握空心拳敲击右手臂的手三里，不要用力过大。共敲击108下，每敲6下，作一次呼吸，一至三下为吸气，四至六下为呼气，以此类推。然后换右手敲击左臂手三里。按摩手三里对颈椎病有一定的作用，但是按摩不是一天两天就可以显效的，需要长期坚持。

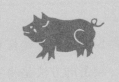

第五章

手少阳三焦经

手少阳三焦经，内属三焦。它是上、中、下三焦的合称，为六腑之一。黄帝内经在《素问·五藏别论》中称三焦为传化之府，具有运化水谷的功能。在十二时辰中，三焦经对应的是亥时（21～23点）。当三焦经发生异常时，身体会出现重听、眼角痛、或下巴、手臂疼痛等症状。

手少阳三焦经内属三焦，在现代医学中并无三焦这个名词。中医学则认为三焦是"司掌后天元气之源"。肾是人天赋"先天之气"的发源地，而三焦乃是人出生后，将经由食物而获得的"后天之气"吸收体内，并让其循环内脏的机能。三焦是由上焦、中焦、下焦所组成的。上焦由脖子根部开始直通心窝处，包含主要的呼吸系统和循环系统。中焦由心窝开始至肚脐为止，包含消化系统。下焦由肚脐至耻骨终止，包含泌尿排泄系统。保持胸部及腹部的机能运转正常是三焦经的主要任务。

三焦经主要分布在上肢外侧中间，还有肩部和侧头部。关于三焦经的循行，黄帝内经在《灵枢·经脉篇》中的记载是这样的："三焦手少阳之脉，起于小指次指之端，上出两指之间，循手表腕，出臂外两骨之间，上贯肘，循臑外上肩，而交出足少阳之后，入缺盆，布膻中，散络心包，下膈，循属三焦。其支者，从膻中上出缺盆。上项，系耳后，直上出耳角，以屈下颊至𫓧。其支者：从耳后入耳中，出走耳前，过客主人前，交颊，至目锐眦。"

其大意是说，手少阳三焦经起自无名指尺侧端，上出于四五两指之间，沿手背至腕部，向上经尺、桡两骨之间通过肘尖部、沿上臂后到肩部，在大椎穴处与督脉相会；又从足少阳胆经后，前行进入锁骨上窝，分布在两乳之间，脉气散布联络心包，向下贯穿膈肌，统属于上、中、下三焦。其分支从两乳之间处分出，向上浅出于锁骨上窝，经颈至耳后，上行出耳上角，然后屈曲向下至面颊及眼眶下部。另一支脉从耳后进入耳中，出行至耳前，在面颊部与前条支脉相交，到达外眼角。脉气由此与足少阳胆经相接。

三焦经的主要穴位起自无名指的关冲穴，经液门、中渚、阳池、外关、支沟、会宗、三阳络、四渎、天井、清冷渊、消泺、臑会、肩髎、天髎、天牖、翳风、瘛脉、颅息、角孙、耳门、耳和髎，至眼外角的丝竹空穴止，共有23个。其中阳池、外关、支沟、肩髎、翳风、丝竹空等是该经的重要

手少阳三焦经的运行线路图

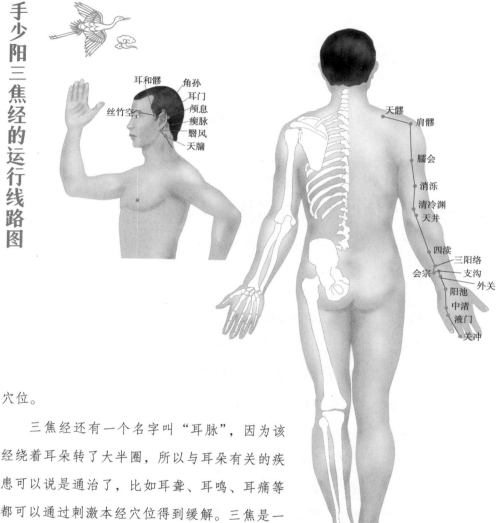

耳和髎　角孙
丝竹空　耳门
颅息
瘈脉
翳风
天牖

天髎
肩髎
臑会
消泺
清冷渊
天井
四渎　三阳络
会宗　支沟
阳池　外关
中渚
液门
关冲

穴位。

　　三焦经还有一个名字叫"耳脉"，因为该经绕着耳朵转了大半圈，所以与耳朵有关的疾患可以说是通治了，比如耳聋、耳鸣、耳痛等都可以通过刺激本经穴位得到缓解。三焦是一个找不到相应脏腑来对应的中医概念，三焦经所治的病也基本上都是经络循行所过的地方的一些病。因此，按摩三焦经对于咽喉肿痛、外眼角痛、出汗、腮肿，肩、肘、臂部本经脉过处疼痛等症亦有治疗作用。

三焦是人体健康的总指挥

三焦在人体内是六腑中的一腑，黄帝内经《素问·灵兰秘典论》上说："三焦者，决渎之官，水道出焉。"决渎，决，行流也；渎，沟渠也。决渎指通调水道。三焦是脏腑外围最大的腑，又称外腑、孤腑。有主持诸气，疏通水道的作用。故《难经》里称其为："元气之别使，主持诸气，""水谷之道路，气之所终始也。"

关于三焦，《灵枢》最早认为三焦"有名有形"，如《灵枢·论勇》说："勇士者，……三焦理横，怯士者，……其焦理纵。"《灵枢·本脏》说："密理厚皮者，三焦膀胱厚；粗理薄皮者，三焦膀胱薄。"但是《难经》却提出了三焦"有名无形"之论，《难经·二十五难》上说："心主与三焦为表里，俱有名而无形。"由于三焦某些具体的概念不明确，自此便引起了后世众多的争议，但是人们对三焦的生理功能的认识是一致的。因此，我们需要注意的是，对三焦的认识，不能只是拘泥于它是哪个实质性器官和指某个实际部分，而是在于研究三焦的生理功能和病理变化。

在前面，我们已经讲过三焦是上、中、下三焦的总称。上焦为横隔以上，包括心肺、胸、头面部及上肢。《灵枢·营卫生会》说："上焦出于胃上口，并咽以上，贯膈而布胸中……"并将上焦的生理特点概括为"上焦如雾"。也就是说，上焦心肺敷布气血，就像雾露弥漫的样子，灌溉并温养全身脏腑组织的作用。中焦是指膈以下，脐以上的部位，包括脾、胃、肝、胆等脏腑。中焦的生理功能特点，实际上包括了整个脾胃的运化功能，《灵枢·营卫生会》概括为"中焦如沤"。所谓"如沤"，是形容中焦脾胃腐熟、运化水谷，进而化生气血的作用。下焦是指胃以下部位，包括大肠、小肠、肾、膀胱等。但由于肝肾同源，肝肾生理、病理上的相互关系，又将肝肾都归属于下焦。《灵枢·营卫生会》将下焦的生理功能概括为"下焦如渎"。所谓"如渎"，是形容下焦肾与膀胱排泄水液的作用，犹如疏通沟渠，使水浊不断外流的状态。

在历代医学典籍中，除《黄帝内经》对"三焦"有过详细的记载外，汉代华佗所写《中藏经》中也有这样的说法："三焦者，总领五脏、六腑、荣卫、经络、内外左右上下之气也，三焦通，则内外左右上下皆通也，其于周身灌体，和内调外，荣左养右，导上宣下，莫大于此者……三焦之气和则内外和，逆则内外逆。"从这段话中，我们可以看出三焦在五脏六腑当中的地位是相当重要的。

三焦就像人体健康的总指挥，它使得各个脏腑间能够相互合作、步调一致，同心同德地为身体服务。按《黄帝内经》的解释，三焦是调动运化人体元气的器官。这时它更像是一个财务总管，负责合理地分配使用全身的气血和能量。

中医认为："三焦不通，百病滋生"，因此，要想拥有健康的身体，在日常生活中经常疏通百脉，理通三焦是必不可少的养生之法。

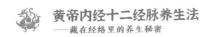
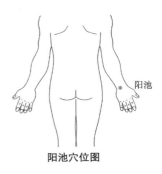

阳池

阳池穴位图

阳池穴：手脚发冷不用怕，一按阳池热传全身

　　阳池穴，是三焦经上的主要穴位，三焦经专司上焦、中焦、下焦这三组人身上的发热系统，其中上焦掌管心脏和肺的呼吸功能，中焦主管消化器官，下焦主管泌尿器官。

　　在生活中，相信许多人都有这样的体会，做完运动或吃完饭后，体温就会升高，这是为什么呢？这是因为上焦和中焦发挥了功能。而排完尿后就会情不自禁打起轻微的哆嗦，这是下焦放出热量的缘故。

　　对三焦经失调可发挥神奇力量的就是阳池穴。何谓阳池？阳是指天上阳气；池是指囤物的器皿。阳池这个名字就意味着囤聚太阳的热量。刺激这个穴位可以恢复三焦经的功能，将热能传达到全身。

　　每当寒冬来临之际，许多人都有手脚冰凉的经历。中医认为，手脚冰凉是一种"闭症"，所谓"闭"即是不通，受到天气转凉或身体受凉等因素的影响，致使肝脉受寒，肝脏的造血功能受到影响，导致肾脏阳气不足，肢体冷凉，手脚发红或发白，甚至出现疼痛的感觉。在有手脚发凉症状的人群中，女性占绝大多数。这是激素变化通过影响神经系统导致皮下血管收缩和血液流量减少，从而引发寒症。

去年冬天，有一位 30 多岁的女性来到我的诊室求助。她是一个典型的惧冷症患者，夜间常因四肢冰冷而无法入睡。白天情况虽然好一些，但也感觉冷。我告诉她刺激阳池穴可以治疗手脚发冷症。

从经穴图上可以看出，阳池穴的位置正好在手背间骨的集合部位。寻找的方法是，先将手背往上翘，在手腕上会出现几道皱褶，在靠近手背那一侧的皱褶上按压，在中心处会找到一个压痛点，这个点就是阳池穴的所在。

刺激阳池穴，要慢慢地进行，时间要长，力度要缓。最好是两手齐用，先以一只手的中指按压另一手的阳池穴，再换过来用另一只手的中指按压这只手上的阳池穴。这种姿势可以自然地使力量由中指传到阳池穴内，还用不着别人帮忙。手脚发冷的女性，一般只要坚持刺激阳池穴，便可不为冬天的来临而发愁。

因为患惧冷症而无法入睡的人，睡觉前只要以此穴为中心，互相搓揉手背就可以。在手背摩擦生热的同时，阳池穴就会得到充分的刺激，然后立刻盖上棉被，身体很快就会暖和起来。

消除手脚发冷症除了按摩阳池穴外，还可以将关冲、命门两穴以及"手心"配合起来加以刺激，更能收到好的效果。当然，阳池穴的作用不止于此，刺激阳池穴还可以治疗头痛、目赤肿痛、耳鸣耳聋、腕关节疼痛等症。

生活中，很多人都有手腕关节痛的经历，特别是常干家务的女性和常用电脑的人，这是常有的毛病。如果你哪天感觉手腕不舒服，不妨揉捏阳池穴和位于腕关节掌侧第一横纹正中、两筋之间的大陵穴。其具体方法是：将健肢拇指指腹放在患腕的大陵穴，中指指腹放在阳池穴，适当用力按压 0.5 ~ 1 分钟，有疏通经络、滑利关节的作用，对于消除腕关节疼痛很有效果。

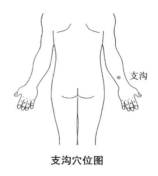

支沟穴位图

支沟穴：治疗便秘有神效

　　支沟穴是手少阳三焦经上的一个重要穴位。别名飞虎穴，飞处穴。支，是指树枝的分叉。沟，是指沟渠。支沟之名意指三焦经气血在此吸热扩散。至于飞虎、飞处之名，其意与支沟相同，飞是指穴内气血为天部飞行的阳气，虎为寅木之风，指穴内气血的运行为风行之状，处则是指穴内阳气到达它所应去的处所。

　　支沟穴在五行属性为火穴，有清利三焦，通气降逆，舒筋活血之功效。用针刺支沟穴有激发五脏六腑之火的功能。

　　那么支沟穴在哪里呢？这个穴位的位置很好找，它就在人体的前臂背侧，阳池穴与肘尖穴的连线上，靠近腕横纹上三寸的地方就是支沟穴。关于支沟穴所能主治的病症，《十四经要穴主治歌》中有如下记载："支沟中恶卒心痛，大便不通胁肋疼，能泻三焦相火盛，兼治血脱晕迷生。"其意思是说，支沟穴可主治中邪、恶邪气后突发的心痛症、大便秘结不通、胁肋痛、能泻三焦火以及主治大出血造成的昏迷之症。

可见，对支沟穴进行有效的按摩是医治便秘的重要手段。患过便秘的人可能都知道，那种想排的时候排不出，或是排后仍有残余感的滋味确实很难受。便秘虽然看似是一个小毛病，但它给生活带来了不少烦恼。长期的便秘，会因体内产生的有害物质不能及时排出，被吸收入血而引起腹胀、食欲减退、口内有异味（口臭）、易怒等自体中毒现象，除会使身体发胖，皮肤老化外，还会引起贫血、肛裂、痔疮、直肠溃疡，增加直肠癌的发病率。因此，保持大便通畅是十分必要的。而支沟穴是治疗便秘的特效穴位，各型便秘均可使用。按摩时，以一侧拇指指腹按住支沟穴，轻轻揉动，以酸胀感为宜，每侧1分钟，共2分钟。这一方法，我在很多人身上实践过都颇为有效。所以当你为便秘所苦时，只需要用手指多掐另一手的支沟穴一会儿，排便自会顺畅。

不过多数人的便秘原因，往往是生活习惯不好引起的，除了经常按摩支沟穴外，还应注意调整饮食结构，搭配食用莴苣这类有利于通便的食物。莴苣种在初冬，长在春天，其色青，其为茎，入肝经，而茎甚粗，气在中途，可以阻肝气之过度上行。对于肝气升发太过，影响胃之通降所致的便秘之人效果很好。莴苣可用来做汤、炒菜、凉拌、熬稀饭，便秘之人不妨试用一次，寻常之时，偶尔食用即可，无需常服。另外，取干薄荷5克，用热水冲泡饮用，或是将少量黑芝麻和杏仁粉混合用水冲泡饮用，也能有效缓解便秘。

当然，支沟穴除了主治便秘外，还可以调节情志。如有的人心里不舒服，或头昏脑涨，都可以多揉支沟穴。如果头和心都感到不舒服，全身上下都不对劲的时候，那就先拨动阳陵泉，再揉支沟穴。另外对于风寒引起的头痛、偏头痛，女性月经不调、更年期综合征等，揉揉支沟穴也可以收到很好的效果。

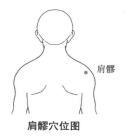

肩髎

肩髎穴位图

肩髎穴：肩膀疼痛，一揉就灵

肩髎穴是手少阳三焦经上一个重要的穴位。肩髎之名，意指三焦经的经气在此化雨冷降归于地部。《黄帝内经》以为，本穴物质为臑会穴传来的天部阳气，至本穴后因散热吸湿而化为寒湿的水湿云气，水湿云气冷降后归于地部，冷降的雨滴如从孔隙中坠落一般，故名肩髎。

在临床上，肩髎穴主要用来治疗肩痛、肩周炎、胁肋疼痛等病症，《针灸甲乙经》上说："肩重不举，臂痛，肩髎主之。"可见，该穴用于治疗肩病的历史已是相当悠久了。那么肩髎穴到底在哪里呢？从经穴图就可以看出，它位于肩部，具体位置在肩关节的后方，当胳膊向外展开时，在肩部前后各有一个"小窝"，后面那个小窝的位置就是肩髎穴。

从人的生理结构来看，肩关节是人体关节中活动范围最大的关节。当肩关节发生病变时，可出现臂重不能上举、肩膀疼痛等表现。引起肩膀疼痛的主要原因是多方面的，有的是随着年龄的增长而发生退行性改变，加之肩关节在生活中活动比较频繁，故而发生慢性劳损造成肩膀疼痛不能上举；有的是因为局部受凉，长期低头伏案工作，或长期从事电脑操作，坐姿不正确等造成的，因长期保持某一种姿势，使肌肉一直处于紧张状态，所以很容易引起肩膀疼痛。

肩髎穴是治疗肩痛的要穴。我有一朋友，是搞软件开发的，成天与电脑打交道，每天在电脑前一坐就是一整天，因为长期保持同一种姿势操作键盘，肩部肌肉长期处于一种紧张状态，时间长了就感觉到胳膊酸痛不已，上举困难。平时从事上举的活动少，他也没怎么在意，直到有一天家里的日光灯坏了，去换日光灯管时，右侧的胳膊一上抬到那个高度就疼痛难忍，这才引起他的重视。第二天赶忙跑来找我治疗，我让他坐好后，先是用手掌在他的右肩部后方掌揉了5分钟，然后取他右肩部的肩髎穴按揉了5分钟，最后在肩部的肌肉处拿揉进行放松。前后10来分钟，他胳膊的疼痛感就减轻了许多。我让他回去后自己在肩髎穴这个位置每天花5分钟的时间进行按揉。没过多久他的肩痛就彻底痊愈了。

可见，对于臂部经常从事重力活动的朋友，每天只要花5分钟对肩髎穴进行自我按摩，便可以有效预防和治疗肩膀疼痛。值得注意的是，按摩时双手一定要交替进行，因为即使只有一侧患病，这样交替进行的同时也是对肩关节功能活动的一个锻炼。

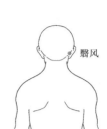

翳风

翳风穴位图

翳风穴：祛风通络治面瘫

翳风穴，首见于《针灸甲乙经》，归属手少阳三焦经，是手足少阳之会。

关于翳风这个穴位名，《经穴释放汇解》上说："穴在耳后凹陷处，按之引耳中。翳，蔽也，因喻以耳为之蔽风，又穴祛风邪，故名翳风。"可见该穴和中医的"风"这个概念有关，中医上讲的"风"分为"内风"和"外风"。"内风"多是由于人体阴阳不协调、阳气不能内敛而生，而且多为"肝阳上亢"，动则生风，导致"肝风内动"而发生突然昏倒，相当于西医中的突发脑血管病。而"外风"则是由于外界即自然界的不合乎正常时节的风，或者是正常的风，但由于人的体质弱、免疫力下降致病。"内风"常导致中风、偏瘫等疾病，"外风"则易导致伤风感冒。翳有"遮盖、掩盖"的意思，顾名思义，按摩翳风穴能够对一切"邪风"导致的疾病有效，即"善治一切风疾"。

那么，翳风穴的确切位置在哪呢？关于翳风的定位，最准确的方法是：正坐，侧伏或侧卧。从耳后突起的高骨向下摸，到耳垂后面，在下颌骨的后面的凹陷处就是了。向前按时有一种酸胀的感觉能够传到舌根。

《黄帝内经》认为，翳风穴具有活血祛风通络，通窍醒神之功效。经常按此穴，可疏风散寒，预防风邪的侵袭。按摩时用双手拇指或食指缓缓用力按压穴位，缓缓吐气；持续数秒，再慢慢的放手，如此反复操作，或者手指着力于穴位上，做轻柔缓和的环旋转动。在自我按摩时，可根据自身情况把两种技法组合起来，每次按摩 10 ~ 15 分钟为宜。此法适用于各种人群，且操作不拘于时，一天之中择方便的时候做 1 ~ 2 次即可。

除此之外，翳风穴是一个治疗面瘫的主要穴位，不管是中枢性面瘫还是周围性的面瘫，都可以用该穴来治。一般人以为，面瘫是面部受风引起，只要保护好面部就行，其实这是不正确的看法。真正引起面瘫的原因是耳垂后面凹陷处的翳风穴受风所致。当周围性面瘫发作时，按压翳风穴就会有压痛感。

《黄帝内经》里称："风者，善行而数变。"在人体各个部位之中，耳后、脑后、头枕部、颈项部，最怕风邪侵袭，故民间一直有"虚人最怕脑后风"的说法。中医认为，中老年人正气不足，脉络空虚，风邪容易乘虚由翳风穴入经络，导致气血痹阻，经络失养。所以在日常生活中，要注意保护好翳风穴不受风邪侵袭。特别是冬天，外出一定要系好围巾，注意翳风穴的保暖；坐公共汽车时，如果窗边有风吹面，可以用手护在耳后做托腮动作，防止凉风侵袭翳风穴；当我们从外面的风天雪地里回到屋子里面后，一定要先按揉翳风 3 分钟。另外，天热时一定不要让空调或电风扇一直对着后脑勺吹，因为这样后患无穷。

由于刺激翳风穴主治一切风疾，当你的身体感到慵懒、浑身提不起劲，却又并非因为工作困难，或是过分疲劳、睡眠不足所引起时，可每日用双手拇指在鼻、口吐气同时按压翳风穴，每次压 36 次，每日重复 3 次。按时会微微作痛，但是它能治好焦躁，使精神爽朗。对消除不明原因的慵懒感、增添活力非常有效。

第六章

手太阳小肠经

手太阳小肠经，与脏腑中的小肠对应。在人体结构中，小肠是食物消化吸收的主要场所，它上连胃幽门，下接盲肠，具有泌别清浊的功能。在十二时辰中，它对应未时（13～15点）。对小肠经的保养，可采用拍打法或刺激法，使气血保持通畅，可减少耳部、眼部、肩部的疾患。

手太阳小肠经是手三阳经中最后一条经脉，它与手少阴心经相表里，故在临床上经常用泻小肠火来去心火。小肠经的循行和大肠经比较相似，只是位置上要比大肠经靠后，从作用上来讲也没有大肠经那么广。黄帝内经在《灵枢·经脉篇》中对其循行的描述是这样的："小肠手太阳之脉，起于小指之端，循手外侧上腕，出踝中，直上循臂骨下廉，出肘内侧两骨之间，上循外后廉，出肩解，绕肩胛，交肩上，入缺盆，络心，循咽下膈，抵胃，属小肠。其支者：从缺盆循颈，上颊，至目锐眦，却入耳中。其支者：别颊上𬩽，抵鼻，至目内眦（斜络于颧）。"

将这段话用白话文来表达就是：手太阳小肠经起自手小指尺侧端，沿手掌尺侧缘上行，出尺骨茎突，沿前臂后边尺侧直上，从尺骨鹰嘴和肱骨内上髁之间向上，沿上臂后内侧出行到肩关节后，绕肩胛，在大椎穴处（后颈部椎骨隆起处）与督脉相会。又向前进入锁骨上窝，深入体腔，联络心脏，沿食道下行，穿膈肌，到胃部，入属小肠。其分支从锁骨上窝沿颈上面颊到外眼角，又折回进入耳中。另一支脉从面颊部分出，经眶下，达鼻根部的内眼角，然后斜行到颧部。脉气由此与足太阳膀胱经相接。

手太阳小肠经的循行穴位共19个，它们分别是少泽、前谷、后溪、腕骨、阳谷、养老、支正、小海、肩贞、臑俞、天宗、秉风、曲垣、肩外俞、肩中俞、天窗、天容、颧髎、听宫。其中少泽、后溪、养老、支正、天窗、听宫是比较重要的穴位。

小肠经不畅时，身体会出现耳聋、目黄、口疮、咽痛、下颌和颈部肿痛以及沿经脉所过的手臂疼痛，严重者会有心烦心闷，腰背痛，颈、后脑、太阳穴至耳疼痛，耳鸣，听力减退等症状。因此，在生活中我们要经常拍打或刺激小肠经，使小肠经的气血保持通畅。

手太阳小肠经的运行线路图

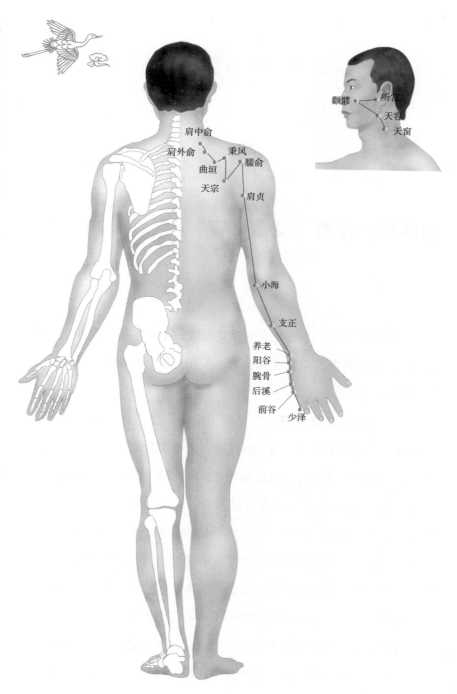

颧髎　听宫
天容
天窗

肩中俞
肩外俞　　秉风
曲垣　　臑俞
天宗
肩贞

小海
支正
养老
阳谷
腕骨
后溪
前谷　少泽

小肠是人体的"受盛之官"

在人体构成中，小肠是食物消化吸收的主要场所，盘曲于腹腔内，上连胃幽门，下接盲肠，全长 3 ~ 5 米，张开有半个篮球大，分为十二指肠、空肠和回肠三部分。

十二指肠的长度相当于十二根手指的宽度，肝脏制造的胆汁和胰脏制造的胰液，都送入十二指肠。胆汁含有大量胆汁酸，胰液则含有多种消化酵素，能帮助脂肪被消化。空肠长约 2.5 米，消化作用大部分在这里进行，回肠长约 3.5 米，负责吸收大部分的养分。为了加强吸收功能，小肠中布满数百万的绒毛，这样可以增加吸收养分的表面积，总表面积相当于 1.5 个网球场那么大，而且绒毛内部就是密密麻麻的微血管、乳糜管等，可以将吸收进来的养分，快速运送到全身，构成一个高效率的养分吸收及运送系统。

这是现代医学对小肠功能的解说，但在中医医学中，其所认为的小肠机能则稍有不同。小肠连接胃，胃部的水分和固态物会进入小肠；小肠门是在肚脐以上附近的一个小洞，水分会由此流入膀胱，固态渣滓则进入大肠，而必要养分由脾膜所吸收。

黄帝内经《素问·灵兰秘典论》上说："小肠者，受盛之官，化物出焉。"其意思就是说小肠的主要功能是"受盛、化物和泌别清浊"。受盛即接受或以器盛物的意思。化物，具有变化、消化、化生的意思。小肠接受由胃初步消化的食物，并对其作进一步消化，将水谷化为精微。"泌别清浊"是指小肠将经过进一步消化后的食物，分别为水谷精微和食物残渣两部分，并将水谷精微吸收，将食物残渣向大肠输送，同时，也吸收大量的水液，而无用的水液则渗入膀胱排出体外。因而，小肠的"泌别清浊"功能，还和大便、小便的质量有关。如小肠的泌别清浊功能正常，则二便正常；反之，则大便稀薄而小便短少，也就是说，小肠内的水液量的多少与尿量有关。

换句话说，小肠受盛、化物和泌别清浊的功能，实际上是脾胃升清降浊功能的具体表现。因此，小肠功能失调，即可引起浊气在上的腹胀、腹痛、呕吐、便秘等症，又可引起清气在下的便溏、泄泻等症。

人体能够从食物中吸收多少营养，很大程度上要看小肠的表现。如果小肠功能正常，人体所需的精微就能够产生并且吸收。否则，人体需要的精微就会产生、吸收不足，造成人体的营养不足。生活中，常常听人抱怨吃了许多补品，身体还是一天不如一天；小朋友缺钙缺维生素，父母照着广告买来一大堆钙片、维生素，可还是不能解决问题。这就是小肠的吸收功能不好所造成的。小肠如果丧失了消化吸收功能，人体就无法获得养分和能量，就像车子没有油，手机没有电，生命活动将全部停止。可见，小肠的消化吸收功能是否健康对维持人体的正常生理功能发挥着非常重要的作用。因此，在生活中，我们要时刻注意养护自己的小肠，使之能够正常地发挥其生理功能，维护自身的健康。

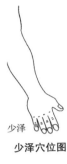

少泽
少泽穴位图

少泽穴：治疗产后乳汁分泌不足最有效

少泽穴是手太阳小肠经的井穴。所谓井穴，黄帝内经在《灵枢·九针十二原篇》上说："所出为井。"也就是指在经脉流注方面好像水流开始的泉源一样。井穴均位于手指或足趾的末端处，全身十二经各有一个井穴，少泽穴即是其中之一。

提起少泽穴，看过《天龙八部》的朋友，一定马上就会想起少泽剑。少泽剑是六脉神剑之一，在《天龙八部》中曾多处提到，下面是其中一次段誉使出少泽剑的情景：

"段誉未喝第三碗酒时，已感烦恶欲呕，待得又是半斤烈酒灌入腹中，五脏六腑似乎都欲翻转。他紧紧闭口，不让腹中酒水呕将出来。突然间丹田中一动，一股真气冲将上来，只觉此刻体内的翻搅激荡，便和当日真气无法收纳之时的情景极为相似，当即依着伯父所授的法门，将那股真气纳向大椎穴。体内酒气翻涌，竟与真气相混，这酒水是有形有质之物，不似真气内力可在穴道中安居。他却也任其自然，让这真气由天宗穴而肩贞穴，再经左手手臂上的小海、支正、养老诸穴而通至手掌上的阳谷、后谿、前谷诸穴，由小指的少泽穴中倾泻而出。他这时所运的真气线路，便是六脉神剑中的'少泽剑'。少泽剑本来是一股有劲无形的剑气，这时他小指之中，却有一道酒水缓缓流出。"

这一段将"少泽剑"描述得非常神奇，以至于现代许多不胜酒力而又必须应酬的朋友都希望自己也能如段誉一样，有这样的盖世神功。在武侠小说中，除了穴位和经脉的走向符合实际之外，其他都是虚构和夸大了的。

不过，少泽穴是真实存在的一个穴位，它位于手小指末节尺侧，距指甲根角 0.1 寸的部位。此穴虽不像小说中所记载的一样，具有能够将酒水从该穴逼出的功用，但在临床上运用该穴治疗乳腺炎、乳汁分泌不足、神经性头痛、中风昏迷、精神分裂症等病症还是十分有效的。尤其是用于治疗妇女产后乳汁分泌不足时有奇效。

乳汁由气血所化生，资于冲任，有赖肝气疏泄调节。缺乳的发病机理不外虚、实两端，虚者因身体虚弱，产伤劳倦，气血生化之源不足所致；实者多因肝郁气滞，乳汁运行不畅所致；或为痰气壅阻乳络而致乳汁不行。治疗时，用艾火灸，取少泽穴、乳根穴、膻中穴，气血虚弱者加脾俞、足三里穴，肝郁气滞者加内关穴、太冲穴，胸胁胀满者加期门，胃脘胀满者加中脘，食少便溏者加天枢。艾条悬灸，每穴 5～10 分钟，每日 1～2 次，便可促使气血生化、疏通乳络、促进乳汁分泌。

如果产妇产后乳汁分泌不足是因心情紧张、上班后工作分心、劳累、睡眠不好等因素引起的，可以刺激少泽穴，并配合艾灸膻中穴进行治疗，此法对于治疗上述因素引起的乳汁分泌不足有特效。

此外，如果眉头（攒竹穴区）发紧作痛，点刺少泽穴后也会感觉非常舒畅。一般点刺放血常用三棱针，但三棱针点刺针孔太大，像少泽穴这样的部位捏紧后用常用的针灸针轻轻一点即可出血如珠，点刺时要如同用针点刺气球一样，不必深刺，这样疼痛感很小，挤出 1～2 滴血，常常血出痛消，用毫针点刺针孔很小且愈合快。当一时头痛又不便请大夫治疗，按摩点穴收效甚微，或针刺其他穴位后头痛减轻，但眉头攒竹穴区仍不爽利者，别忘了取少泽穴进行适当的刺激。

女性朋友也可自己经常刺激一下少泽穴，即用拇指和食指捻揉（或一捏一松）对侧的小指，这一简单的动作不仅刺激了少泽穴，对于乳房有保健作用，同时还刺激了手少阴心经的少冲穴，能使心的气血充沛。中医认为"心其华在面"，经常激发一下心经的少冲穴，有利于面色不好没有光泽的人改善脸色，可谓一举两得。

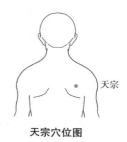

天宗穴位图

天宗穴：肩胛疼痛效果好，丰胸回乳见效快

天宗穴是手太阳小肠经在肩背部的经穴。《针灸甲乙经》上说，天宗所处的位置是："在秉风后大骨下陷者中。"关于天宗之名，《黄帝内经》指出，天，是指穴内气血运行的部位为天部也。宗，有祖庙，宗仰、朝见之意。该穴名意指小肠经气血由此气化上行于天。本穴物质为臑俞穴传来的冷降地部经水，至本穴后经水复又气化上行天部，如向天部朝见之状，故而得名。

天宗穴是临床上的常用穴，单用或配合其他穴位应用均可。尤其是在进行肩背部软组织损伤的治疗和保健中，天宗穴可以说是必用的穴位。点、按、揉此穴会产生强烈的酸胀感，可以放松整个肩部的肌肉。

在现代上班族中，许多人都是从事电脑操作或长时间的伏案工作，长此以往许多人就会觉得整个身体发困，颈肩部僵硬、发紧，也就是经常被人提起的"颈肩综合征"。刚开始的时候，这种症状不是很明显，站起身来活动一下，很快就能恢复如常。但随着时间增加，症状就会日渐加重，先是后背痛，继而脖子也不能转侧，手还会发麻。当出现这种情况时，就要天天敲小

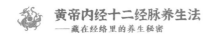

肠经了，敲的时候要加上一分钟的扩胸运动，再加按一分钟的天宗穴，对于消除肩胛部的疼痛就会有意想不到的好效果。

　　天宗穴的位置相当于肩胛骨的中线上中点处，点按时感觉非常明显。按摩天宗穴可以自己用手按揉也可以请家人帮忙按揉。如果自己进行按揉，取穴的时候应使上半身保持直立，左手搭上右肩，左手掌贴在右肩膀二分之一处。手指自然垂直，中指指尖所碰触之处就是天宗穴。如果嫌按揉时太痛，也可以用艾条悬灸天宗穴，至穴位处的皮肤有红晕时再按揉一下天宗穴，压痛常可减轻或消失。

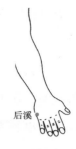

后溪穴位图

后溪穴：统治一切颈、肩、腰椎病

关于后溪穴，最早提到该穴名是在黄帝内经《灵枢·本输》篇中。后溪既是手太阳小肠经的腧穴，又是奇经八脉的交会穴，通于督脉小肠经。在道家医学里，后溪穴是非常受重视的一个穴位，因为它可以直接通到督脉上去，督脉主一身阳气，阳气旺，则全身旺。养生保健时，一般在后溪穴上按揉几分钟就可振奋全身的阳气，身体就会像熊熊燃烧的火炉一样，暖彻心扉。

在我们老家，有位治疗腰椎间盘突出的中医名家，每次给病人治疗时，都会在病人腰部疼痛的部位扎上几针，然后贴上一种特制的膏药，最后在后溪穴上扎上一针。有些经年不愈的重症患者，经过这番治疗，短时间内就恢复了健康。所以，当地人都觉得老先生的膏药很神奇，都争相购买。却不知贴膏药只是老先生使用的辅助疗法，真正管用的是扎在后溪穴上的那一针。其实，取后溪穴治疗腰椎间盘突出扎针时还有一个小窍门，即进针之后边捻转边提插，同时让病人活动腰部。

针灸是比较专业的治病手段，所以，对穴位和针灸不熟悉的人一般都不提倡自行针灸。如果只是用作养生保健时，则只需用按揉后溪穴的方法就可以了。

那么，后溪穴要怎么找呢？在这里，我告诉大家一个简单的方法，把手握成拳，在第5掌指关节后横纹的尽头就是该穴。如果你是经常坐在电脑面前的"电脑族"，那么你肯定是经常保持一手不离鼠标，一手置于键盘上的姿势。一天工作下来，人就会觉得十分疲累，甚至有点麻木僵硬之感。实际上，我们人体的精神，很多时候并不是被脑力劳动所消耗掉的，而是被错误的姿势消耗掉的。所以，这个时候你不妨灵活一点，把手解放出来，将双手后溪穴的这个部位放在桌子边沿上，用腕关节带动双手，轻松地来回滚动，就能起到很好的刺激作用。在滚动当中，后溪穴处会有一种轻微的酸痛。这个动作不需要有意识地去做，每天只需隔一段时间就抽个 3 ~ 5 分钟出来，做一下简单的刺激就行。如果能每天坚持这样做下去，你就会发现自己的腰椎、颈椎都能够轻松地挺直了，腰不会酸，脖子不会痛，眼睛的疲劳在很大程度上也可得到缓解。对于正在读书的孩子们来说，如果也能养成揉后溪穴的习惯，那么对于预防驼背和近视也是十分有益的。

按揉后溪穴是一项不需要花费太多的时间和精力的养生方式，只要你能够把它随时随地融入自己的生活和工作中，就可以收获一份健康。比如在开车的时候，碰到红灯或遇上堵车时，与其急躁地等待或按喇叭，不如将后溪穴放在方向盘上来回滚揉几次，这样既疏通了督脉振奋了阳气、又泄了心火使自己始终保持一种心平气和的状态。

可见，后溪穴远不止是对急性颈腰痛有奇效，在调养颈椎病、慢性腰痛、背痛甚至是机体阳气不足、督脉不通时效果也是显著的。它可以调整长期伏案或在电脑前学习和工作对身体带来的不利影响，只要坚持，百用百灵。

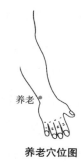

养老

养老穴位图

养老穴: 治疗急性腰扭伤的要穴

养老穴是手太阳小肠经的郄穴，主急性疼痛之症，养老穴为历代医家治疗颈项强痛之要穴。黄帝内经《素问·厥论》载："手太阳厥逆……项不可以顾，腰不可以仰，治主病者。"《类经图集》也说："养老……疗腰重痛不可转侧，坐起艰难，及筋挛脚痹不可屈伸。"

通过手阳小肠经的循行线路可以看出，养老穴位于前臂背面尺侧，当尺骨小头近端桡侧凹陷中。有清头明目、舒筋活络的功用。这是因为，手太阳小肠经和督脉会聚于颈部，督脉又循于腰部，督为诸阳之会，阳气旺盛，气为血之帅，血为气之母，气行则血行，气滞则血淤，经脉气血通畅，腰痛自然随之解除。笔者从医以来，曾采用针刺和艾灸养老穴的方法治疗了许许多多的腰痛之症，其中以急性腰扭伤的疗效最为显著。

急性腰扭伤多由负重或劳动时腰部姿势不正，过度前屈、后伸、扭转或弯曲，使腰部的肌肉肌腱韧带等受到剧烈的扭转牵拉而猝然受伤，疼痛难忍，活动受限。治疗时可取养老穴针灸，左侧腰痛取左侧，右侧腰痛取右侧，两侧均痛取双侧。患者一般取坐位，若不能坐起者可就势针刺，松开腰带，取准穴位用 40 毫米毫针使针尖向肘部斜刺 25 ～ 30 毫米，行小幅度捻转提插手法，使针感上传至肘或肩部，得气后嘱患者平端前臂慢慢站起，活动腰部 5 分钟，也可边慢走边活动。而后休息 5 分钟再行针 1 次，继续活动 5 分钟后出针。如果没有痊愈第二天可再重复治疗 1 次。如果患者惧怕针刺治疗，那也可以施行艾灸。取一根艾条点燃，对准手背的养老穴约熏 20 分钟后，再嘱咐患者前、后、左、右旋转腰部，同时下蹲、踢腿。活动 5 分钟后，接着再施灸 5 分钟，一般情况下腰痛即可消失。

当然，养老穴除了可以用来治疗急性疼痛之症外，还是一个预防衰老的穴位。有的女性常为脸上的色斑、皱纹烦恼，不妨常按养老穴，很利于脸部的血液循环，可有效改善肤质。按摩养老穴能够很好地改善身体的微循环，对有些老年病，像高血压、老年痴呆、头昏眼花、耳聋、腰酸腿痛等都有作用。

所以，养老穴对于老年人是尤为重要的一个穴位，只不过一定要把养老穴找准再进行按摩，才具有相应的疗效。那么，如何才能把养老穴找准呢？最简单的方法就是：把左手手心朝下，平放在胸前，右手食指点在左手腕关节高出的那块骨头上，然后左手往里一翻，右手食指就跑到一条缝里面去了，这个缝就是养老穴。由于养老穴在人的手腕背侧，如果长期佩戴玉镯，穴位也可以得到长期的良性按摩，不仅能祛除老人视力模糊之疾，且可蓄元气、养精神，有明显的治疗保健作用。

黄帝内经《灵枢·经脉篇》上说，手太阳小肠经主"液"所生病，所以刺激养老穴还可以缓解消渴病人视物模糊，多饮多尿，手足麻木等病症。因为糖尿病人的小肠功能是紊乱的，故揉养老穴能调理小肠功能。值得注意的是，揉的时候要贴着骨头揉才有感觉，功效才能出来。

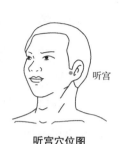

听宫

听宫穴位图

听宫穴：解决下巴"老掉"的痛苦

听宫穴是手太阳小肠经的末穴。听宫这个穴位，一看名字就知道它和听力有关系，由于位置也在耳朵附近，听宫穴可以治疗耳鸣、耳聋、中耳炎等耳部疾病也是众人所熟悉的。治疗时一般采用点按的手法，一压一放地进行操作。但是，对于听宫穴可以用来治疗"掉下巴"却是鲜为人知的。

在生活中，我们常用"笑掉下巴"来形容一件事很引人发笑，可以使人笑到下颌都掉下来。这虽然有些夸张的成分，但事实上，在日常生活中，有的人笑到下颌掉下来、合不拢嘴的现象确也时有发生，更有甚者只要嘴巴稍微张得大一点，下巴也会掉下来。

在韩剧《爱情的条件》中，善良的媳妇银波有一天做了婆婆最爱吃的包饭并送到了婆婆的公司。因为把包饭包得太大，婆婆在张嘴吞咽时下巴就掉了下来。银波做的包饭不但没有吃到婆婆的嘴里，还使婆婆的下巴脱了臼。晚上回到家里，婆婆扶着自己的下巴艰难地走着，一见到银波就想发火，但是刚要张嘴，下巴就立刻钻心地疼了起来，于是只好作罢。许多观众在看到这里时，都不由得捧腹大笑。

对人体常识稍有了解的人都知道，下巴的学名叫下颌，在医学上，掉下颌称为颞下颌关节脱位。这个关节是由下颌骨关节突和颞骨的下颌关节窝组成。当开口或闭口时，用手摸耳屏前沿，可感觉到这个关节的滑动。颞下颌关节的关节囊比较松弛，稳定性较差。当口张得过大时，如大笑、打哈欠等动作，下颌关节突向前滑动到一个很不稳定的部位，就很容易造成脱位。下颌关节在脱位以后，由于控制下颌运动的咀嚼肌强烈收缩，使脱位后的关节很难自动恢复到原来位置，于是就处在半开口状态，既不能闭口，也不能再张大，在旁人看来样子是很滑稽的。但对于患者本人来说，那种痛苦真的是无法言语的。遇到这种情况，在将脱位的关节复位后，再取听宫穴进行艾灸可取得很好的效果，在灸的同时还要把临近的穴位一块儿灸了，比如足阳明胃经的颊车、下关等穴。

我曾接待过一位患者，她的下巴可以说是频繁脱臼，可奇怪的是她的下巴有时掉了也能自动复位。她说有一次早上起来去刷牙，一张嘴下巴就掉了，跑去口腔科看大夫，可人家却说她的下颌没掉下来，她因为下巴掉了一整天都没有吃饭，当时既感到委屈又很生气，可是第二天早上起来却又自动复位了。从那以后有时坐车一颠也会掉下来，有时打喷嚏也会下来，但自己又能安上去。这位患者说她有时真的想撞墙，那种感觉没法形容。我听了她的诉说，就想她那次去看大夫时，可能下颌就已经自动复位了，所以人家才会说她的下巴没有掉，只是当时患者自己痛感未消，所以没有察觉。

根据她的症状，我取了一根纯艾条点燃，放在她的患侧听宫、下关、阿是、颊车这几处穴位距离皮肤两寸左右的位置施以温和灸法，各灸了 10 分钟，待穴位皮肤红润、充血才停止。我给她一天艾灸了 2 次，连灸了 3 天，她的病情就有了明显好转。我让她回去以后以 5 日为一疗程，再连续灸 2 个疗程以加强疗效。后来她还特地登门来道谢，说自从按我的方法做了以后，她的下巴再也没掉过，现在张嘴说话不再像以前一样战战兢兢了，走起路来也不再有如履薄冰之感了。我听了也很高兴，感觉自己做了一件大好事。

为什么用艾灸的方法刺激劳宫穴可以治疗"下巴脱落"呢？《黄帝内经》认为，听宫穴系手太阳小肠经、手少阳三焦经和足少阳胆经之会穴，有宣窍止痛，宁神定志，通经活络的作用，是治下颌关节病的良穴。下关穴位于耳屏前约二横指，颧骨弓下凹陷中，有疏风邪，关牙齿开阖的功能。颊车穴位于下颌角前上方约一横指凹陷中，牙齿咬紧时凹陷处有一块肌肉突起来，有疏风活络、消肿止痛、通利牙关的作用。阿是穴即是"压痛点"。诸穴相配，共同起到疏穴通络、调和气血之功效。加上艾灸的理气血、逐寒湿、温经止痛作用，促进局部血液循环，故能较快恢复。

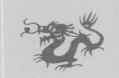

第七章

足阳明胃经

　　足阳明胃经，属胃络脾。其主要生理功能是受纳与腐熟水谷，胃以降为和，与脾相表里。本经出现异常时，可见颤抖、发冷、喜打哈欠及面色发黑等症状。在十二时辰中，胃经对应辰时（7～9点）这个时段，正是早上起床就餐的时候，所以，对胃经的保养应注重早餐的摄入。

足阳明胃经简称胃经，是十二经脉之一，归属于足三阳经。关于该经的循行，黄帝内经《灵枢·经脉篇》上载："胃足阳明之脉，起于鼻，交颎中，旁纳太阳之脉，下循鼻外，入上齿中，还出挟口，环唇，下交承浆，却循颐后下廉，循颊车，上耳前，过客主人，循发际，至额颅。其支者，从大迎前，下人迎，循喉咙，入缺盆，下膈，属胃，络脾。其直者，从缺盆下乳内廉，下挟脐，入气街中。其支者，起于胃口，下循腹里，下至气街中而合。以下髀关，抵伏兔，下入膝膑中，下循胫外廉，下足跗，入中趾内间。其支者，下廉三寸而别，下入中趾外间。其支者，别跗上，入大趾间，出其端。"

毋庸置疑，很多人对于《黄帝内经》上所述的内容都是一知半解的。那么这段话到底是什么意思呢？用通俗一点的语言来讲，就是说胃经的循行部位起于鼻翼旁（迎香穴），挟鼻上行，左右侧交会于鼻根部，旁行入目内眦，与足太阳经相交，向下沿鼻柱外侧，入上齿中，还出，挟口两旁，环绕嘴唇，在颏唇沟承浆穴处左右相交，退回沿下颌骨后下缘到大迎穴处，沿下颌角上行过耳前，经过上关穴（客主人），沿发际，到额前。

足阳明胃经的分支从大迎穴前方下行到人迎穴，沿喉咙向下后行至大椎，折向前行，入缺盆，下行穿过膈肌，属胃，络脾。直行向下一支是从缺盆出体表，沿乳中线下行，挟脐两旁（旁开二寸），下行至腹股沟外的气街穴。本经脉又一分支从胃下口幽门处分出，沿腹腔内下行到气街穴，与直行之脉会合，而后下行大腿前侧，至膝膑沿下肢胫骨前缘下行至足背，入足第二趾外侧端（厉兑穴）。

足阳明胃经的另一分支从膝下3寸处（足三里穴）分出，下行入中趾外侧端。又一分支从足背上冲阳穴分出，前行入足大趾内侧端（隐白穴），交于足太阴脾经。如果要更清楚地了解其循行，最好的方法是对照文字来看其

足阳明胃经的运行线路图

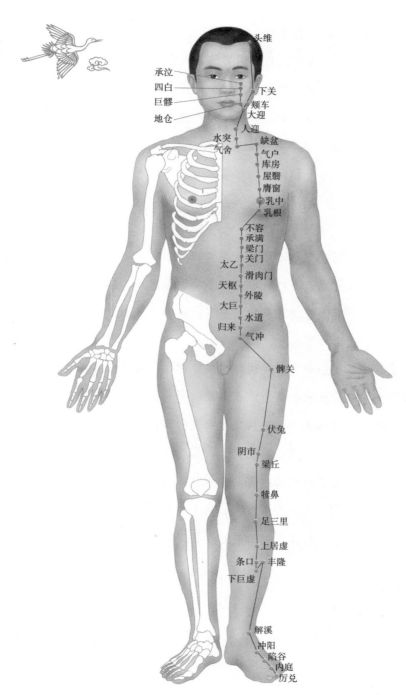

承泣
四白
巨髎
地仓
水突
气舍
太乙
天枢
大巨
归来
阴市

头维
下关
颊车
大迎
人迎
缺盆
气户
库房
屋翳
膺窗
乳中
乳根
不容
承满
梁门
关门
滑肉门
外陵
水道
气冲
髀关
伏兔
梁丘
犊鼻
足三里
上居虚
条口
丰隆
下巨虚
解溪
冲阳
陷谷
内庭
厉兑

线路图，这样就可以一目了然。

从循行图上可以看到，足阳明胃经是人体中一条非常长的经脉，它起于承泣，往下一直到颊车，然后分二支，一支走脸，沿着头角至额颅。另一支沿着我们的颈部一直往下走，然后经过乳中，再由乳中下落到大肠，然后一直下来沿着腿的前侧走到足中趾。足阳明胃经循行所过共历经45个穴位，其中四白、巨髎、地仓、乳中、颊车、天枢、归来、气冲、足三里等都是该经上的重要穴位。

由于足阳明胃经是人体正面的一条很重要的经脉，与人体的胃、肠、眼、鼻、咽喉、膝关节等器官都有密切的联系。该经若发生病变，人体就会出现头痛、脸色发黑、易疲倦、心神不安、易出汗、鼻塞、流鼻血、口眼歪斜、唇生疮疹、咽喉肿痛、颈酸痛、腹胀肠鸣，从大腿至膝、小腿、脚背疼痛，足中趾不能活动等病症。

在生活中，我们身体出现的许多病症都是与足阳明胃经有关的。比如有些女性经前有乳房胀痛的现象就跟足阳明胃经淤滞有关，因为足阳明胃经上的乳中穴就在乳房的正中线上；又比如我们腿的前侧如果出现问题通常也是足阳明胃经出了问题。看古装剧时，我们常常看到古人席地而坐时总是将两手放在膝盖上，甚至跪坐着也将两手放在膝盖上。就是因为足阳明胃经经过膝盖，而我们的手中有一个劳宫穴，这个穴位属于火穴，用手捂住膝盖，就可以防止膝盖受凉。所以，在日常生活中应当注意养护好我们的足阳明胃经。

胃是人体的营养之源

　　胃是一个内腔宽阔的器官，因受纳饮食，黄帝内经在《灵枢·海论》上说："胃者，水谷之海。"又因饮食是人体气血生化之源，黄帝内经《灵枢·玉版》又称胃为"水谷气血之海"。人体的胃脏又像是一个贮秽谷物的仓库，故黄帝内经《素问·刺法论》上又说胃为"仓廪之官"。

　　从外观上看，胃的形状像个酒袋，居于膈下，腹腔上部，中医将其分为上、中、下三部。胃的上部称上脘，包括贲门；中部称中脘，即胃体部位；下部称下脘，包括幽门。胃的主要生理功能是受纳与腐熟水谷。

　　所谓胃主受纳，是指胃在消化道中具有接受和容纳饮食物的作用。胃的纳，不仅是容纳，它还有主动摄入的意思，亦称为"摄纳"。胃之所以能主动摄纳，是依赖于胃气的作用，胃气主通降，使饮食下行，食下则胃空，胃空则能受饮食，故使人产生食欲。饮食入口，经过食道，容纳于胃。

　　那么，腐熟呢，是指胃对饮食物进行初步消化，形成"食糜"的作用过程。黄帝内经《灵枢·营卫生会》中说的"中焦如枢"，就形象地描绘了胃中腐熟水谷之状，犹如浸泡沤肥之状。胃受纳水谷后，依靠胃的腐熟作用，进行初步消化，将水谷变成易于转运和吸收的食糜，食糜传入小肠后，在脾的运化作用下，精微物质被吸收，化生气血，营养全身。

对于胃的"腐熟"功能，用西医来解释就是因为胃可以分泌大量胃液的缘故。胃液之中含有胃酸、胃蛋白酶等消化酶，人们吃进食物后，很快就被胃液消化掉了。然而，胃液具有很强的酸性，但为什么胃却没有把自己消化掉呢？

事实上，胃液在消化食物的同时，对胃壁也是有一定的损害作用，即造成一些细胞的死亡。但是由于胃有很强的再生能力，因此这种损害仅仅是暂时的，胃很快就能恢复如初。有研究资料表明，胃的表面每分钟能够产生约50万个新细胞。也就是说只需三天，就可以再生出一个新的胃来。

此外，胃壁上覆盖着一层厚厚的胃黏膜，胃黏膜具有特殊的保护作用，使带有腐蚀性的胃液不能渗入到胃的内壁。所以胃可以免遭或只受到轻度的酸液侵蚀。胃蛋白酶是一种无害的消化酶，但胃酸却具有很强的腐蚀性，能轻而易举地毁坏胃的组织细胞。

因此，胃只靠自己的再生能力和胃黏膜的保护作用还不够。在胃黏膜上面还覆盖着薄薄的一层碳水化合物，它可以进一步加强对胃的保护。另外，在胃壁里层，还覆盖了一层由脂肪物质组成的、称为类脂体的物质。此类物质对胃酸中的氢离子和氯离子，具有很强的阻碍作用，这是胃保护自己的第三个绝活。所以，胃脏在这层层的保护之下才不至于受损。

黄帝内经《素问·五脏别论》上说："胃者，水谷之海，六腑之大源也。五味入口，藏于胃，以养五脏气……是以五脏六腑之气味，皆出于胃。"说明胃的受纳和腐热水谷，是机体营养之源。因此，胃的受纳腐熟功能强健，则机体气血的化源充足；反之，则化源匮乏。

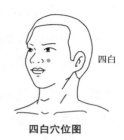

四白

四白穴位图

四白穴：养睛明目防近视，美白养颜效果好

四白穴是足阳明胃经上的一个重要穴。四位白穴位于人体面部眼眶下面的凹陷处，就是当你向前平视的时候沿着瞳孔所在直线向下找时，在眼眶下缘稍下方能感觉到一个凹陷，这就是四白穴。取穴时通常采用正坐或仰靠、仰卧姿势。

四白穴最重要的功用就是养睛明目，指压该穴道，能够提高眼睛机能，对于近视、色盲等眼部疾病很有疗效。

在现代社会中，眼睛干涩、疼痛几乎成了电脑一族的"通病"，眼药水没少点、护眼器没少用，但每天紧盯着电脑屏幕，眨眼次数少，加上办公室空气不流通，容易引起双眼干涩、充血。此时，不妨暂时关掉电脑显示器，做做眼保健操。在眼保健操中，就有"揉四白穴"一节。找这个穴位时，可以先将双手食指和中指并拢，放在紧靠鼻子两侧处，中指尖位于鼻子中部即鼻长二分之一处，拇指支撑在下颌骨的凹陷处，然后放下中指，食指尖所指的地方就是四白穴。按揉时，手指不要移动，按揉面不要太大，连作四个八拍。可以改善眼部血液循环，每次只要 5 ~ 10 分钟就能有效缓解视力疲劳，让眼睛能够彻底地放松。

对四白穴进行按摩，除了使眼部能够起到很好的保健作用外，还可以缓解面部痉挛等症。秋冬换季之时容易引发面部肌肉痉挛，一般表现为一侧面部肌肉发作性、节律性的不自主抽动。这个时候，取抽动处及面部的四白穴，再配以地仓穴、颊车穴、下关穴，然后从上到下进行按摩，先按摩抽动部位，每次每个穴位按摩 3 ~ 5 分钟，每天 3 ~ 5 次。此外，在易抽动的患处，随抽动，随按摩。这一按摩方法简单易学，患者易于自己操作，且无痛无副作用，只要按摩时方法得当，并能持之以恒，对于促进面肌痉挛的康复十分有效。

四白穴在美白养颜方面也有很好的效果，因此有时它又被人们称作"美白穴"或者"养颜穴"。以前，我的一位女同事生完孩子后脸上的皮肤变得粗糙暗哑，还长了很多色斑，完全丧失了昔日的光彩照人。有一次聚会时说起青春易逝、红颜易老不禁黯然神伤，于是我让她回去试试按摩四白穴。按摩的方法也非常简单，就是每天坚持用手指按压它，然后轻轻地揉 3 分钟左右。

没过多久，这位同事就发现自己脸上的皮肤开始变得细腻、白净，色斑也慢慢消退。后来，她就一直坚持用这个穴位来改善面部皮肤，那效果可是全写在脸上了，十几年过去了，同龄人当中就数她看起来最年轻。

在按摩四白穴的同时，如果再加上指压人迎穴对去除眼部皱纹十分有效。指压人迎穴时要一面吐气一面指压 6 秒钟，如此重复 30 次。天天如此，经过一段时间后，脸部血液循环顺畅了，小皱纹就会消失，皮肤自然会有光泽。不过，按摩穴位的美容效果不是一两天就能看到的，一般要一个月后，才能看到效果。所以，按摩美容一定要坚持，持之以恒是必不可少的条件。

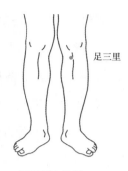

足三里

足三里穴位图

足三里穴：人体养生保健第一大穴

足三里穴是胃经的合穴。《黄帝内经》上讲"所入为合"，它是胃经经气的必经之处。要是没有它，脾胃就没有推动、生化全身气血的能力。古人称"若要安，三里常不干"，民间流传"常按足三里，胜吃老母鸡"，可见足三里对身体有多重要。

那么，足三里穴到底在哪里呢？足三里穴位于外膝眼下10厘米，用自己的掌心盖住自己的膝盖骨，五指朝下，中指下伸的顶端，向外一横指尽处便是此穴。另外还有一种简易找法：从下往上触摸小腿的外侧，在膝盖的膝盖骨下面，可摸到凸块（胫骨外侧髁）。由此再往外，斜下方一点之处，还有另一凸块（腓骨小头）。这两块凸骨以线连接，以此线为底边向下作一正三角形。而此正三角形的顶点，正是足三里穴。

足三里穴是胃经上的第一大要穴，其最重要的功能就是能够调理肠胃。如果你经常腹胀肠鸣，吃进去的东西不消化；或是脾胃不和腹泻或呕吐，只要每天上午7～9点，按揉左右腿的足三里各15分钟，当天就能改善症状。

长期坚持，还能加强脾胃功能。今后即使你吃大型自助餐，一会儿海鲜，一会儿冰激凌，一会儿青菜，一会儿肉，东西吃得最杂，脾胃也能撑得住，不会随便吃点东西，腹胀腹泻就找上门。

按揉足三里穴，还有大补气血的作用，是女人养颜之根本。女人的容颜美丽，气色白里透着红润，那都是靠气血养出来的。在中国古代，女人生完孩子坐月子时，有条件的家庭都会用当归党参之类的中药炖老母鸡吃以增补气血。现在人们的生活水平提高了，即使天天炖老母鸡吃也不成问题，但是吃多了难免就会上火。若在每天上午 9 ~ 11 点，脾经经气最旺之时，按揉双腿的足三里各 20 分钟，不仅能起到跟吃补药一样的大补效果，还不上火，不花钱。此外，有些女性常出现经期头痛，都是因为气血亏虚、经络不畅，加上本身体质较差，经前或经后气血亏虚，头脑营养跟不上所致。而按揉足三里是补充气血的最好办法，对于避免经期头痛亦十分有好处。

足三里穴还是古今一致公认的第一"长寿穴"，《扁鹊心书》上说，人在无病的时候常灸足三里穴，"虽未得长生，亦可保有年寿也"。就是说，平时我们经常艾灸或按揉或敲打足三里，虽然不能保证长生不老，但却可以延缓衰老，推迟更年期、身体虚衰、病老体弱的到来。胃经是多气多血的经脉，是采纳气血和排毒的要道。其循行路线途经头、脸部、胸腹部、腿部。可以说是从头到脚。如果在每晚三焦经经气最旺时，按揉左右腿的足三里各 20 分钟，能促进气血的循环，让胃经畅通无阻。胃经畅通了，有了气血的营养，它所主管的头发也就有了光泽和弹性，也就不容易脱落和变白了。面部气血畅通了，色斑和痘痘也就能被循环的气血排出体外了，其美容抗衰的效果自然就出来了。

对于现代人来说，繁忙的工作让我们的身体疲惫不堪，如果每日能在临睡前按摩或艾灸足三里穴，让它产生酸胀、发热的感觉。过一段时间后，你就会发现整个人都会显得精神焕发，精力充沛。如果在每次按揉足三里的同时，再配合一起按揉三阴交。那就好像诸葛亮和刘伯温跨越时空联手献妙策，孔子和老子越过年轮联手讲学问，北大和清华联手教学生，新浪和百度联手做新闻。其功效之强大是可想而知的了。

要知道，足三里号称人体保健第一大穴，从古至今一直为人们所重视。所以，一定要每天坚持刺激。刺激的方法除了用手进行按揉外，也可以用一个小按摩锤之类的东西进行敲击，力量要以产生酸胀感为度，每次至少刺激 5 ~ 10 分钟。冬天的时候也可以进行艾灸，现在，几乎随便进一家药店，只要它里面卖中药，就能买到艾条，非常方便。每星期艾灸足三里穴 1 ~ 2 次，每次灸 15 ~ 20 分钟，艾灸时应让艾条离皮肤大概 2 厘米或者两指那么高就行，灸到局部的皮肤发红，并缓慢地沿足三里穴上下移动，感觉到疼就移开一些，不要烧伤皮肤就好。

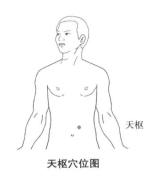

天枢穴位图

天枢穴：止泻通便双显效

　　天枢穴是足阳明胃经上另一个重要的穴位，又为大肠募穴，是阳明脉气所发处，具有健脾和胃，通调肠腑的功效。枢，是枢纽的意思。黄帝内经《素问·六微旨大论》上说："天枢之上，天气主之；天枢之下，地气主之，气交之分，人气从之，万物由之"中医名家张景岳对此注释道："枢，枢机也。居阴阳升降之中，是为天枢。天地气相交之中点。"古人对于穴位之名并不是瞎编的，每个穴位都有独到的含义。天枢之名其实已经告诉我们吸收的营养物质从这个穴位开始分成清与浊，清归上，浊归下。也就是精微物质变成血液，垃圾的东西从大肠排出体外，天枢是个中转站。

　　前面我们已经提到，"募穴"就是五脏六腑之气集中在胸腹部的穴位。募穴的大体位置和脏腑所在的部位相对应。天枢穴所在的位置刚好对应的是肠道，位于人体中腹部，肚脐向左右三指宽处。因为募穴接近脏腑，所以不论病生在内，或外邪侵犯，都可以在相应的募穴上有异常反应，如压痛、酸胀、过敏等，因此可以根据这些反应来诊断和治疗相应脏腑的疾病。点揉天枢可以增加肠道的良性蠕动，对便秘、消化不良、脐周疼痛、恶心呕吐有很好的作用，尤其是对于治疗腹泻有立竿见影之效。

腹泻又称拉肚子，相信大多数人都有过拉肚子的经历，深知其痛苦和烦恼。每天要跑无数次厕所，整个人的精神全受影响，根本就无心于工作和学习，而且这种焦躁也会使身边的人感到不愉快。腹泻一般是由于暴饮暴食，使得消化不良，食物起变态反应，消化液分泌不正常，肠壁刺激异常，肠黏膜感应性增高所致。避免腹泻的方法，除了使生活正常，注意饮食之外，指压按揉天枢穴会有很好的疗效。指压的力量要稍微大一点，按在穴位上并轻轻地旋转，还可以加上艾灸，艾灸天枢可以化湿，两者合用的话功效会更明显。

我们知道，天枢穴是一个对机体具有双向良性调节作用的穴位，按压天枢穴不仅可以治疗腹泻，还具有改善便秘的作用。便秘者大便时以左手中指点压左侧天枢穴，至有明显酸痛感即按住不动，坚持 1 分钟左右就会有便意，然后屏气，增加腹内压力即可排便。也可采用另一方法，即两脚分开站立，与肩同宽，以食指、中指的指腹按压天枢穴，在刺激穴位的同时，向前挺出腹部并缓慢吸气，然后上身缓慢向前倾呼气，反复做 5 次，便秘即可得到改善。

此外，按揉天枢穴还可有效抑制痘痘的发生，令肌肤更干净、健康。痘痘是人体内积聚的众多毒素在面部皮肤上的一种表现。脸颊、前额上长痘痘，而且颜色偏红，口气重，肚胀，是由胃火旺造成的，改善这种状况的办法就是按揉天枢和内庭穴。其具体操作方法是：每天早晨起床后，先用大拇指点按两侧内庭 2 分钟，泻胃火。再按揉两侧天枢 2 分钟，通便。饭后半小时，再按揉天枢 2 分钟。

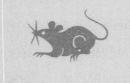

第八章

足少阳胆经

足少阳胆经是由头部绕往身体侧面，并达到脚尖的一条经脉。它与脏腑中的"胆"相对应，与十二时辰中的子时（23～1点）相联系。胆经发生异常时，会出现眼睛带青、缺少活力、手腕、脚踝莫名疼痛等症状。对胆经的养护重在安睡，所以，人到了子时以后，一定要注意养精蓄锐。

足少阳胆经简称胆经，是足三阳经之一。《黄帝内经》认为，其经脉循行，起于目外眦（瞳子髎），向上到额角返回下行至耳后，沿颈部向后交会大椎穴；再向前入缺盆部入胸过膈，联络肝脏，属胆，沿胁肋部，出于腹股沟，经外阴毛际，横行入髋关节（环跳）。足少阳胆经一分支从耳后入耳中，出走耳前，到目外眦处后向下经颊部会合前脉于缺盆部。下行至腋，沿胸部，经季肋，下行至环跳穴处与前脉会合，再向下沿大腿外侧，行于足阳明和足太阴经之间，经腓骨前直下到外踝前，进入足第四趾外侧端（足窍明）；另一分支从足临泣处分出，沿第一二跖骨之间，至大趾端（大敦）与足厥阴经相接。

足少阳胆经自瞳子髎起，止于足窍阴，共历经44个穴位。其中风池、肩井、环跳、风市、瞳子髎、阳陵泉、足窍阴、悬钟等都是胆经上的重要穴位。胆经与人体的胆、肝、膈、耳、眼、咽喉等器官密切相连，该经若是发生病变，人可表现为嘴里发苦、好叹气、偏头痛、眼部充血、耳前后及颈部淋巴结肿胀，皮肤无光泽，从心窝、腋下至侧腹部胀痛不适，胸胁部、大腿、膝关节外侧以及小腿外侧、足外踝前面、各骨节疼痛等病症。

中医学认为，肝与胆是表里相通的脏腑，肝经的浊气毒素会排泄到胆经以缓解其自身的压力。胆经因为承受了大量的肝毒，很容易淤滞堵塞，进而影响到肝脏的毒素也无路可排，所以胆经需要经常加以疏通，才能增加胆经的气血流量，及时缓解肝脏的压力，以维护人体的健康。

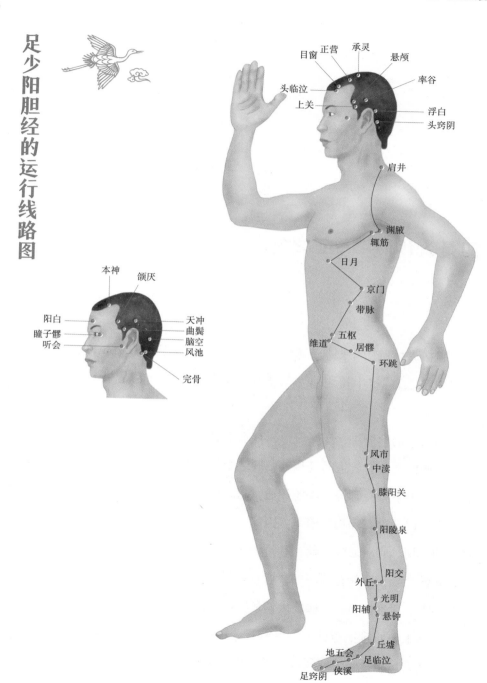

足
少
阳
胆
经
的
运
行
线
路
图

本神　颔厌

阳白
瞳子髎
听会

天冲
曲鬓
脑空
风池

完骨

目窗　正营　承灵　悬颅

头临泣

上关

率谷

浮白
头窍阴

肩井

渊腋
辄筋

日月

京门
带脉

五枢
维道　居髎

环跳

风市
中渎
膝阳关

阳陵泉

阳交

外丘
光明
阳辅　悬钟

丘墟

地五会
足临泣
足窍阴　侠溪

胆是人体的"中正之官"

胆在人体脏腑中归属于腑，是六腑之一。关于胆的功能，《黄帝内经》有"中正之官""中精之府"的描述。那么，胆腑到底是一个什么样的脏腑呢？

西医解剖学上讲，胆呈囊形，在右上腹，肝脏的下缘，附着在肝脏的短叶间。胆的上方有管道与肝相通，肝之余气化生胆汁，然后通过此管道流到胆内；胆的下方有管道与小肠相通，随着消化的需要，胆汁经此管道排泄到小肠中，以帮助对食物的消化。因此，胆排泄的胆汁，具有帮助对某些食物消化的作用。胆腑通畅，储存和排泄胆汁的功能才能正常进行。胆腑阻塞不通，必然会导致胆汁排泄不畅。胆汁排泄不畅，就会影响到消化功能，产生食欲不振、厌食油腻、腹胀、大便秘结或腹泻等症。

实际上，胆排泄胆汁还与肝有重要关系。肝通过疏泄功能以调畅气机，令胆气疏通，胆汁畅流。所以，肝的疏泄功能直接控制和调节着胆汁的分泌和排泄。肝疏泄正常，胆汁排泄畅达，消化功能就正常。若肝失疏泄，则可导致胆汁排泄不利。胆汁郁结，肝胆气机不利，导致肝胆同病，出现消化吸收方面的病变。

黄帝内经在《灵枢·本输论》上说："胆者，中精之府。"是言胆有储存胆汁的功能。从这方面来说，中医学所指的"胆"包含储存、排泄胆汁的功能，与西医学所指的胆囊相近。但中医所说的"胆"功能还不仅限于此，还涵盖了神经、精神层面的功能。例如，黄帝内经在《素问·灵兰秘典论》上说："胆者，中正之官，决断出焉。"所谓中正，即处事不偏不倚，刚正果断之意。中医学所指的"胆"，正是与人的决断能力密切相关，胆气充实，则人的言行干净利落、刚正果断。这就是为什么我们中国人在评价一个人有无决断力时，常用"有胆""没胆"这样的词汇来形容了。

胆主决断，是指胆有判断事物作出决定措施的功能。在现实生活当中，就相当于法制系统，而且是代表正气的法制系统，比如包公这一类人物。胆的这一功能对于抵御和消除某些精神刺激的不良影响，以调节和控制气血的正常运行，维持脏腑相互之间的协调关系，有着重要的作用。胆的决断功能也是人体正气的盛衰反映。只有正气强盛，内气充实的人，才能"胆气"壮，才能主决断而有果敢行为。由于正气对外邪具有抵抗作用，所以胆气的壮与弱，标志着人体正气的盛与衰，也标志着人体抗邪能力的强与弱。人有决断和果敢，其生理功能就处于旺盛状态；如果决断不出，其生理功能就处于平静或低下状态。

胆气在疏通人体气机，调节脏腑功能方面发挥着重要作用，胆气升发、疏泄的功能，可使人体达到阴阳调和、气血顺畅的状态。所以，维护"胆"的功能正常对于保持健康至关重要。

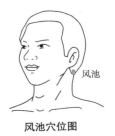

风池穴位图

风池穴：防治感冒最有效

风池最早见于黄帝内经《灵枢·热病篇》，又名热府，为足少阳胆经上的重要腧穴之一，也是三焦、胆经、阳维、阳跷四脉之会穴。关于风池穴的命名，在《谈谈穴位的命名》一书中是这样说的："风为阳邪，其性轻扬，头顶之上，唯风可到，……主中风偏枯，少阳头痛，乃风邪蓄积之所，故名风池。"

风池穴的位置在项后，与风府穴（督脉）相平，在胸锁乳突肌与斜方肌上端之间的凹陷中。风池穴具有清头明目，祛风解毒，通利空窍的功用，是治疗头、眼、耳、目、口、鼻、脑部疾患、精神神志疾患，以及上肢病的常用要穴。针刺风池穴能获得良好疗效，但它所处的位置实际操作起来有一定的危险性，若用手指按压该穴位，不但简单安全，亦会收到事半功倍的效果。每天坚持按摩项后双侧风池穴，能十分有效地防治感冒，并且对感冒引起的头痛、头晕效果更好。

每年春季，都是感冒高发季节，许多体质差的人，很容易患上感冒。引发感冒的原因，一是内热，二是没有采取预防措施。预防内热，应该多吃一些新鲜水果和蔬菜，每天多喝一些开水，并随着天气和环境的变化，适当增减衣服。如果出门前身上有汗，一定要把汗擦干，再按揉几下风府、风池等穴位，使汗孔关闭，这样就不容易得感冒了。日常中有两种简单的按摩风池穴预防感冒的方法。一种按摩方法是：一手张开扣在后脑勺上，拇指尖朝下点在风府穴上，带动皮下组织按揉，每次按揉 30 ~ 60 下，每日 3 次。另一种按摩方法是：一手伸向头后，拇食两指指肚分别按在两个风池穴上，带动皮下组织按揉，每次按揉 30 ~ 60 下，每日 3 次。

按摩风池穴用于预防感冒尤其适合孕妇。在生活中，许多孕妇因为怀孕而导致抵抗力下降，稍不注意就伤风感冒，出现头痛、咳嗽、鼻塞等症状。吃药又会对胎儿造成不良影响，这时试试风池穴按摩法，可以达到预防与治疗的双重效果。

另外，孕妇特别容易感到疲劳、睡不好，也可以按摩风池穴加以改善。按摩时，孕妇可采取一个舒服的坐姿，由家人来进行操作，按摩者应站立用双手大拇指轻轻按揉孕妇的风池穴，或以单手大拇指和食指按摩，另一手则固定其头部。当然，孕妇也可以随时自己按摩。

按压风池穴除用于防治感冒，对伏案工作者更是益处多多。当用眼过度时，按压这个穴位能缓解眼部疲劳，长期坚持还对纠正假性近视有所帮助。当工作压力过大，而导致失眠时，睡前按压风池穴还能减轻压力，起到催眠的作用。此外，落枕、肩膀酸痛均能以此手法进行治疗。但是，对于婴幼儿来说，因为他们的颈部骨骼不够强壮，当成人为其按摩风池穴时，用力不当比较容易出现不良后果，因此，4 岁以下儿童建议不要用按摩风池穴来防治疾病。

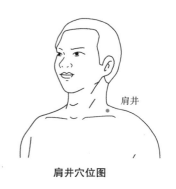

肩井穴位图

肩井穴：放松身心消疼痛

　　肩井穴是足少阳胆经上的一个重要经穴，是临床上最常用的一个穴位。肩井穴也和风池穴一样，运用针刺治疗具有一定的危险性，故在治疗中多提倡指压等手法治疗。

　　肩井穴虽非死穴，却也是人身要穴之一，因为肩井穴的位置是在肺尖部位，如果针刺时刺得过深，刺破肺尖部的话，就会出现气胸，从而导致呼吸不畅而死亡。因此，肩井穴是临床最易引起针刺意外的一个穴位，早在古代，人们就已认识到它的危险性并且对其危险后果提出了解决办法。如在《针灸大成》中记载肩井穴"若针深闷倒，急补足三里"。《针灸聚英》也云："若针深，令人闷倒。如闷倒，速于三里下气补之，须臾苏。"《太平圣惠方》提到肩井穴"针不得深，深即令人闷……若闷倒不识人，即须三里下气先补而不用泻，须臾即平复如故。"古人对肩井穴的针刺深度亦有很明确的规定，《针灸大成》上载："针五分，灸五壮，先补后泻。"

　　那么，对于不是深谙穴道和针灸的普通人来说，肩井穴是不是就没有用了呢？当然不是，我们除了针刺之外，对肩井穴以指压、揉捏等方式进行按摩同样能起到很好的效果。不信的话，你可以试着用手指压住肩井穴，这时肩上的血液循环会变佳，硬邦邦的肩膀就会逐渐得到放松。所以说，按揉肩井穴能够很好地缓解肩关节的紧张和肌肉僵硬等症状，并使肩关节到脖子的一条线都能放松。当一个人感觉累了时，不管是身累还是心累，身体都会出现肌肉紧张，这时给他捏一捏肩就是最好的放松身心的方法。

中医按摩师在给一个浑身紧张、气血不和的人进行推拿的时候，总是先推拿肩井，然后再推拿其他地方，最后以推拿肩井作为结束。首先推拿肩井是为了让他全身放松，放松以后，一切穴位、气血都易于调动，一切手法都便于操作，容易收到应有的效果。最后再推拿肩井，是为了把先前充分松开的气血再紧一紧，提起它们的神气。这就好比清理一口井，先要把井盖打开，清理完毕后，还要把井盖盖上。

对于清理生命的深井，并不是采用常用的揉捏手法就可以完成的，必须由专业的按摩师才能完成。不过，使用下面的方法推拿肩井比起对肩部进行普通的按摩和揉捏是要有效得多的。首先，让受术者站好或者坐好，身体要端正。施术者站在他身后，两脚分开，与肩同宽，保持心情愉快，将两手轻轻往对方肩上一搭，然后，把自己的意念放在对方的涌泉穴上。这样，我们的意识里面就有了一口虚拟的井。接着，像拿一个东西一样拿住受术者的肩，连皮带肉捏起来，捏上去以后再运用指掌的力量揉一次，然后放下。这个动作概括起来就是：拿、捏、揉、放。

肩井穴除了可以放松身心外，还是治疗颈肩疼痛的特效穴，由肩周炎引起的肩膀疼痛拿捏一下肩井穴效果会很好。头两天捏的时候会很痛，过三四天肩痛就会有所缓解，坚持一段时间后肩膀就不会痛了。如果肩膀的酸痛已经扩及背部时，可以在拿捏肩井穴后再指压天宗穴即可见效。

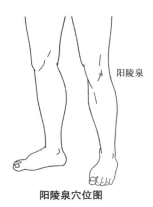

阳陵泉

阳陵泉穴位图

阳陵泉穴：疏肝理气治胆囊炎

阳陵泉，又名筋会、阳陵、阳之陵泉，是足少阳胆经的合穴，又为胆之下合穴和八会穴之一的筋会穴。阳陵泉穴在小腿外侧，腓骨小头前下方凹陷处。该穴名是前人依其所在部位而命名的。胆属阳经，膝外侧属阳，腓骨小头部似陵，陵前下方凹陷处的经气像流水入合深似泉，故名"阳陵泉"。

阳陵泉是历代针灸医家治病的要穴，该穴具有疏肝理气、清热利湿、利胆和胃、舒筋活络、祛风除湿、通痹止痛之功效，不但能治本经病变，还能治疗胆腑病变，又能治疗筋脉麻痹之症。如黄帝内经《灵枢·邪气藏府病形篇》上载："胆病者，善太息，口苦，呕宿汁，心下澹澹，恐人将捕之，嗌中吩吩然数唾，在足少阳之本末，亦视其脉三陷下者炙之，其寒热者，取阳陵泉。"《灵枢·邪气藏府病形篇》又有："……筋急，阳陵泉主之。"在《马丹阳天星二十穴歌》上又有："膝肿并麻木，冷痹及偏风，举足不能起，坐卧似衰翁，针入六分止，神功妙不同。"所以说，阳陵泉不但可以治疗胆腑病变和筋病，还可以治疗足少阳经体表循行通络上的病变。

中医有"筋会阳陵"之说，而筋主关节的运动，所以身体的运动，尤其是膝关节运动有障碍时一定要揉阳陵泉穴。每天抽时间多揉揉它，可以使膝关节更灵活。对于其他一些筋的毛病，如肩周炎、落枕、膝关节炎、腰扭伤及其他软组织损伤等也都可以找阳陵泉来解决。特别是春季，"困"了一个冬天的身体很容易发生损伤，而一旦发生问题，就可以刺激阳陵泉并配合局部按摩进行治疗。

刺激阳陵泉还可以促进胆汁的分泌。胆汁分泌不足，易导致饭后腹胀，而针刺或点按阳陵泉就可使症状得到缓解。另外，刺激阳陵泉可使胆囊收缩并有明显的解痉作用，从而对慢性胆囊炎有一定治疗作用。慢性胆囊炎是指胆囊有慢性炎症，可由结石刺激、细菌感染、病毒性肝炎、化学性损害、寄生虫以及急性胆囊炎迁延而引起，是临床常见病，多反复发作，缠绵难愈。中医认为此病系肝胆湿热、气滞血淤、肝气横逆等原因所致。常以一侧或两侧胁痛为主要临床表现，多伴口干，口苦，腹胀，恶心，纳差，背部胀痛等症状。每天坚持揉阳陵泉和阳陵泉下一寸的胆囊穴的地方，就能很好地预防慢性胆囊炎的复发，或者降低复发的几率。

此外，阳陵泉穴还有利于缓解中风患者肌肉痉挛和肩痛。因为足少阳胆经循行过肩，阳陵泉既是足少阳胆经的合穴，又是筋会穴，上病下取，通过按摩刺激阳陵泉穴能调和气血，疏经通络，解除经筋淤阻，缓解疼痛。如果同时配合肩关节被动运动，对改善、恢复运动功能，缓解肌肉缩短或痉挛有帮助，有利于缓解疼痛，改善肢体运动功能。在运动前先点按阳陵泉 3 ~ 5 分钟，然后做肩关节的前举、后伸、旋前、旋后、外展、内收、上举运动各 10 ~ 15 次。1 天 1 次，每周进行 5 次。

当然，对于患有慢性胃炎，老是泛酸、吐酸水的朋友，也可以按揉阳陵泉穴。刺激时，要一面吐气一面压 8 秒钟，如此重复 10 次，会很快治酸，不会再打酸嗝，这时还可以加按任脉的中院和胃经的足三里，效果更好。

第九章

足太阳膀胱经

　　足太阳膀胱经是十二经脉中最长的一条。黄帝内经在《素问·灵兰秘典论》上说："膀胱者，州都之官，津液藏焉，气化则能出矣。"所谓"州都"就是水聚之处，当膀胱充满尿液时，即经由尿道排出体外。在十二时辰中，膀胱经对应申时（15～17点）。该经脉发生异常时，容易发生股关节痛、痔疮等，且脸部皮肤带黑，失去光泽。

足太阳膀胱经是十二经脉中最长的一条经脉，关于该经脉的循行，黄帝内经在《灵枢·经脉篇》上是这样说的："膀胱足太阳之脉，起于目内眦，上额，交巅。其支者：从巅至耳上角。其直者：从巅入络脑，还出别下项，循肩髆内，夹脊抵腰中，入循膂，络肾，属膀胱。其支者：从腰中，下夹脊，贯臀，入腘中……"

简单地说，足太阳膀胱经的循行是从内眼角开始，上行额部，交会于头顶。它的支脉：从头顶分出到耳上角。其直行主干：从头顶入内络于脑，复出项部，分开下行。一支沿肩胛内侧，夹脊旁，到达腰中，进入脊旁筋肉，络于肾，属于膀胱。一支从腰中分出，夹脊旁，通过臀部，进入腘中。背部另一支脉：从肩胛内侧分别下行，通过肩胛，经过髋关节部，沿大腿外侧后侧下行，会合于腘中，由此向下通过腓肠肌部，出外踝后方，沿第五跖骨粗隆，到小趾的外侧，下接足少阴肾经。

通过解剖学我们可以得知，膀胱具有积存肾脏制造出来的尿液的功能，当膀胱充满尿液时，即经由尿道排出体外。而中医医学却认为，膀胱是当小肠把无用的固态物和水分分开后，水分流入的主要器官。

足太阳膀胱经共有穴位67个，是十二经脉中穴位最多的一条经脉，其中49穴分布于头面部、后颈部和背腰部之督脉的两侧，余18穴则分布于下肢后面的正中线上及足的外侧部。其中，睛明、攒竹、风门、心俞、肺俞、肝俞、脾俞、胃俞、肾俞、八髎、承山、委中、至阴等都是膀胱经上极其重要的穴位。

该经通往头、背、腰、臀、下肢、足等各部分，是一条几乎已贯通全身的经脉。故该经发生异常时，会影响全身，而呈现各种症状。如头部会出现头痛、头重、眼睛疲劳、流鼻血、鼻塞等症状，又会产生肩、背、腰、臀、胫等部的肌肉疼痛，还会发生股关节痛、痔疮、癫狂、小便不利等病症。

足太阳膀胱经的运行线路图

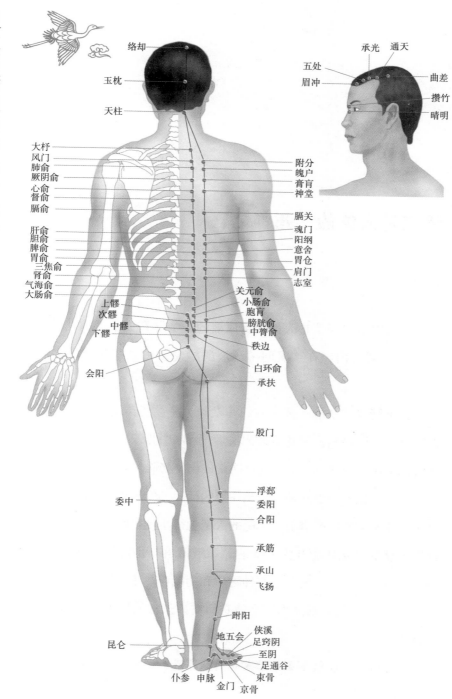

络却
玉枕
天柱

承光　通天
五处
眉冲
曲差
攒竹
晴明

大杼
风门
肺俞
厥阴俞
心俞
督俞
膈俞

肝俞
胆俞
脾俞
胃俞
三焦俞
肾俞
气海俞
大肠俞

附分
魄户
膏肓
神堂

膈关
魂门
阳纲
意舍
胃仓
肓门
志室

上髎
次髎
中髎
下髎

关元俞
小肠俞
胞肓
膀胱俞
中膂俞
秩边

会阳

白环俞
承扶

殷门

委中

浮郄
委阳
合阳

承筋

承山
飞扬

跗阳
地五会
侠溪
足窍阴
至阴
足通谷
束骨
京骨

昆仑

仆参　申脉
金门

膀胱是人体的"州都之官"

我们知道，膀胱是人体储存尿液的一个器官，中医称其为净府，俗称"尿泡"。黄帝内经在《素问·汤液醪醴论》中有"开鬼门，洁净府"的记载。

关于膀胱的功能，黄帝内经《素问·灵兰秘典论》上说："膀胱者，州都之官，津液藏焉，气化则能出矣。"所谓"州都"就是水聚之处，膀胱为水府，是储水的地方，但它的功能是气化。膀胱气化不足的话，小便的量就少；膀胱气化如果出问题，被憋住了的话，虽然气化的功能还有，但你就是撒不出尿来。所以很多上了年纪的人会觉得小便很困难，常常尿不出来，这都跟膀胱的气化功能有关。但是，"津液藏焉"是指膀胱所属的足太阳经脉的功能可以使"津、液"这两种物质和功能存在于身体内，而不是存于膀胱这个器官内，"气化则能出"是使它们发挥正常的作用，而不仅仅是指尿液的排泄。

由此可知，膀胱不单是储藏和排泄尿液，还具有贮藏津液的功能。如果膀胱储尿功能出现问题，就会出现尿频、尿急、遗尿、尿失禁等。黄帝内经《素问·脉要精微论》指出："水泉不止者，是膀胱不藏也。"也就是说，小便失禁是膀胱不能储藏津液的表现。如果膀胱排尿功能失调，就会出现小便不利、淋沥不尽，甚至小便癃闭不通等问题。

遗尿和小便不通是膀胱病变的两大信号。膀胱不能储藏尿液就会漏，不能排尿就会不通，严重者会发生癃闭。何谓癃闭呢？黄帝内经《素问·宣明五气篇》上说："膀胱不利为癃，不约为遗溺。""癃闭"，也就是常说的尿潴留，就是排尿不痛快或不通。排尿不痛快，点滴而短少，病势较缓者为"癃"；小便不利，点滴全无，病势较急者为"闭"。

当发生癃闭时，用消毒棉签刺激鼻腔打喷嚏是最简单、最有效的通利小便的方法。古人认为下窍闭起自上窍闭，因而上窍通下窍也通。故打喷嚏可以开肺气、举中气，通利下焦之气，使小便通利、顺畅。当然，如果试用无效时还是应该及时就医。

《黄帝内经》认为，膀胱与肾相表里，主一身水气之通调，水分不足或过剩都会致病，包括小孩子尿床、大人尿频、尿急，甚至发炎、致癌等。又因"肾主骨，肝主筋，肾水滋养肝木"，水少则木枯，水亏则筋病。我们平时看到的那些筋骨经常酸痛，坐骨神经、头项腰背疼痛，冬季特别容易感冒伤风的人，也与膀胱经有关。因此，在生活中注意调理膀胱经，保养膀胱是非常值得人们重视的一个问题。

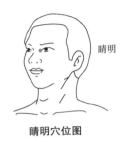

睛明

睛明穴位图

睛明穴：预防近视的要穴

睛明穴是足太阳膀胱经的起始穴，又名泪空、泪腔、目内眦，黄帝内经《素问·气府论》上载："手太阳脉气所发者三十六穴，目内眦各一。"关于睛明穴的应用早在《黄帝内经》《针灸甲乙经》《铜人腧穴针灸图经》等就有论述，它是治疗眼部疾病和明目的要穴，主要用来治疗迎风流泪、偏头痛、结膜炎、睑缘炎、眼睛疲劳、眼部疾病、三叉神经痛、近视等病症。

睛明穴位于眼部内侧，内眼角稍上方凹陷处。睛，是指穴所在部位及穴内气血的主要作用对象为眼睛。明，是光明之意。睛明之名，意指眼睛接受膀胱经的气血而变得光明。本穴为足太阳膀胱经第一穴，其气血来源为体内膀胱经的上行气血，乃体内膀胱经吸热上行的气态物所化之液，亦即是血。膀胱经之血由本穴提供于眼睛，眼睛受血而能视，变得明亮清澈，故而得名。

在人体全身的诸多穴位中，睛明穴应该是大家最熟悉的一个穴位了，因为在旧版的眼保健操中，第二节就是挤按睛明穴。那么，为什么在新版的眼保健操中要取消这一节呢？这是因为这个穴位距眼球太近，中小学生课间做眼保健操，双手的卫生很难保证，手上的细菌容易污染眼睛。所以，自2008年以后，新版的眼保健操中才取消了挤按睛明穴这一节的内容，而并非是睛明穴不起作用。

生活中，长时间低头看书或者盯着电脑工作的人，经常会有眼睛发胀、怕见光的感觉。这时用双手点按睛明穴，向内上方用力，当感觉到整个眼睛都酸胀，或者还有点发痛时，说明点按该穴位达到了最好的效果。然后持续点压或者一松一压此穴1～2分钟，就可以明显地缓解眼部疲劳，眼睛的不舒服感觉很快就会消失。

当然，按摩睛明穴除用于眼睛的预防与保健外，对于治疗迎风流泪等眼部疾病也有很好的效果。迎风流泪是指有的人眼睛并没有什么异常的现象，既不红，又不肿，也不痒，但外出时被风一吹，眼泪就不自觉地流下来，眼睛模糊，日久则视物不清，平时自感目涩。中医认为，迎风流泪主要是由于肝肾阴虚，肾气不纳，外受冷风刺激所致。泪为人身五液之一，若久流泪不止，难辨五色，甚至失明。这时，于每日晨起和睡前各点按睛明穴一次，每次点按20分钟可以取得良好的效果。点按该穴时，手法一定要轻，不可挤压泪腺，以免造成损伤，受感染。此外，多风季节外出时，应注意保护眼睛。

睛明穴还是一个与睡眠有着紧密联系的穴位。如果你的睛明穴出现明显胀闷，就会影响睡眠而难以入睡。为什么睛明穴的闷胀感会影响睡眠呢？《黄帝内经》认为卫气昼行于表夜行于里，往来于表里间的主要通道是阴跷脉，而阴跷脉开口于睛明，是卫气出入的通道，所以睛明处气血不通畅会严重影响睡眠质量。当出现这种情况时，你不妨尝试睡觉时冥想在睛明穴处有一团气，渐渐从睛明穴处散开，这种方法可取得良好的效果，迅速入眠。但是这种方法只有在安神定气的时候才能有效。

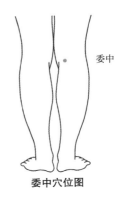
委中

委中穴位图

委中穴：腰酸背痛，一按就灵

委中又名腘中、郄中、血郄，是人体足太阳膀胱经上的重要穴道之一。它位于人体的腘横纹中点，股二头肌腱与半腱肌腱中间，即膝盖里侧中央。《黄帝内经》将膀胱经比喻成河流，横穿深沟，交点为穴，委中穴在该经脉上具有"承上启下"的作用。

委中穴是治疗腰背疾病的要穴，前人将其归为四大总穴之一，并在《四穴总歌》中有"腰背委中求"之说。其意思是指凡是腰背病症都可取委中穴治疗。对于委中穴善治腰背疾患在历代针灸文献中也有很多记载。早在《素问·刺腰痛论》就有："足太阳脉，令人腰痛，引项脊尻背如重状，刺其郄中，太阳正经出血，春无见血。"又："腰痛挟背而痛至头，几几然，目慌慌，欲僵仆，刺足太阳中郄出血。"《针灸甲乙经》中说："热病挟脊痛，委中主之。""巅疾反折，委中主之。"《铜人腧穴图经》中有："委中治腰挟脊沉沉然，遗溺、腰重不能举体，风痹、髀枢痛，可出血痼疹皆愈。"可见，运用委中穴治疗腰背疾患的神奇功效在几千年的实践中早已得到了肯定。

为什么按摩委中穴对于治疗腰背疾患有这么好的效果呢？我们知道委中穴位于膝关节后侧，腘窝横纹的中点，它所处的位置正在膀胱经的一个岔路口上，在背部分为两支的膀胱经在这里汇合为一支，继续下行。因此，刺激这个穴位，能振奋整个膀胱经的活力，尤其是对疏通腰背部的气血十分有效。

如果你是一个腰板很正常的人，当你趴下来的时候，用手摸委中的部位，你会发现它是凹陷的，这是正常状态。如果在这个部位有一个凸起，或者有条索状物，或者有一个小包，或者有一处压痛点，十有八九是有腰酸背痛之症。对于不懂针灸的人，运用"以指代针"的方法对委中进行指压，就可以治疗腰背疾患。通常使用这个穴位，一用就有效，即使不能使痛苦马上消失，也会大为减轻。

治疗时患者最好趴在床上，可自己操作或由家人帮忙。用双手拇指端按压两侧委中穴，力度以稍感酸痛为宜，一压一松为 1 次，一般可连续按压 20 次左右，同时与腿部的屈伸相配合。按压时，如果能搽上一点刮痧油或药酒更好。这样不仅可以治腰痛，还能有效解除腿部酸麻疼痛，对一些下肢疾病也有保健作用。需要注意的是，在治疗腰背痛期间，按压的穴位最好不见水，尽量不要吃发物。

平时在生活中，我们也可以经常按摩委中穴，按摩时力量可以稍微大一点，虽然按压时有疼痛的感觉，但对身体十分有益。

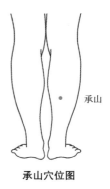

承山穴位图

承山穴：缓解疲劳，驱除湿气的大穴

　　承山穴是人体膀胱经上的又一个重要穴位，它位于人体的小腿后面正中，委中与昆仑穴之间，当伸直小腿或足跟上提时，腓肠肌肌腹下出现的尖角凹陷处即是。承山穴所处的位置，肌肉分成"人"字形，承山穴就在人字中间。古人为什么要将这个穴位命名为承山呢？又有什么含义呢？

　　顾名思义，承山就是撑起一座山。山，就是我们的身体，人站着的时候，小腿肚子会紧张，承山穴的位置是筋、骨、肉的一个集结之处，是最直接的受力点。人体这一百来斤的重量，全落在这一点上。山，还有另一层意思，就是我们所承受的压力，而承山穴则具有承担压力的能力，当我们感觉有点累时，只要轻轻按压承山穴，疲劳就会立即得到缓解。

　　承山穴还具有通经活络、柔筋缓痉的功效，对于治疗小腿抽筋有特效。在生活中，不少人在游泳或是跑步时都会突然出现小腿抽筋的现象。此时如果对承山穴进行常规的按揉即可缓解疼痛，具有立竿见影的效果。需要注意的是，在指压穴道时，应该放松小腿再按摩。

　　《黄帝内经》认为，膀胱经主人体一身之阳气，承山穴位于足太阳膀胱经上，既是承受全身压力的所在，又是人体阳气最盛的经脉的枢纽，刺激承山穴能通过振奋膀胱经的阳气，排出人体湿气。因此，承山穴又是祛除人体湿气最好的穴位。大多数人，只要轻轻一按自己的承山穴，都会有明显的酸胀痛感，这都是因为体内有湿的缘故；而对承山穴进行一段时间的按揉后，你的身体就会有微微发热之感，这是因为膀胱经上的阳气在起作用，身上的湿邪正随着微微升高的体温排出体外。

　　有人不禁要问，承山穴既然有这么多好处，那么按摩该穴位时是否有所讲究呢？当然有，当我们按压承山穴是要用它来发汗、治病时，就要用重手法来一鼓作气，祛除病邪。但平时我们生活中用来驱除湿气、缓解疲劳的时候，只能轻轻地按、轻轻地揉，以感觉到酸胀微痛为宜，慢慢地可以加重手法，但也不要按到剧痛难忍，在能保障效果的情况下，应该尽量把疼痛减到最小。

　　疼痛的感觉任谁都是不喜欢的，那么有没有什么办法，既可以调动承山穴的能量，又没有任何疼痛呢？当然有，站桩就是一种最简单的方法，即两手往胸前一抱，然后静静地站着。站着的时候脚跟要稍稍抬起，重心要落在脚掌前 2/3 处，也就是涌泉穴上，这样一来，我们身体的受力部位就偏于两腿前外侧和小腿肚上了。两腿前外侧受力，鼓动了多气多血的足阳明胃经，能促进人体气血的通畅；而腿肚子所受的力，正是作用于承山穴。所以，这一方法也是在按揉承山穴，同样能达到减缓疲劳，驱除体内寒湿的效果。我们大多数人的腿肚子，都是软软的，但如果练了一段时间"站桩"，再摸腿肚子，你会发现变硬了。腿肚子硬实了，全身的抗疲劳能力、自动祛寒湿能力也就强了。

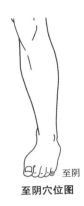

至阴

至阴穴位图

至阴穴：治疗产妇胎位不正的特效穴

　　至阴穴是足太阳膀胱经上最后一个穴位，位于足小趾指甲的外侧大约两毫米处。所谓至阴，至，即是到达；阴，是指足少阴。至阴之名意指膀胱经气由此穴到达足少阴肾经。黄帝内经在《灵枢·经脉篇》上说："肾足少阴之脉，起于小指（趾）之下……"由此可理解为至阴既是膀胱经之末穴，又是肾经之始穴。

　　至阴穴是治疗胎位不正的要穴。在中国古代，妇女生育是一件非常危险的事，那时没有现代发达的医学，许多妇女在生育时如遇上胎位不正而难产都是通过刺激至阴穴来纠正胎位的。据《类经图翼·十一卷》上记载："至阴，三棱针出血，横者即转直。"又载："一治横逆难产，危在顷刻……急于本妇右脚小指尖灸三壮，灶如小麦，下火立产如神。"即是指应用针灸纠正胎位，预防难产和分娩过程中艾灸至阴穴转胎的神奇效果。此外，在《医宗金鉴》和《针灸学》里也都记载了这个穴位可以用于治疗因为胎位不正造成的难产。

　　为什么艾灸至阴穴会有这样神奇的效果呢？中医认为胎位失常是由于妇女妊娠后气血亏虚，胎气不足，影响胞宫的正常活动造成的。至阴穴是足太阳膀胱经的井穴，又是与足少阴肾经经气相通的穴位，通过在此处艾灸热刺激，可激发足太阳膀胱经经气，同时间接通过足少阴肾经，使调治信息传至子宫调衡胞宫气血，有助于胎位的自动转正。

　　临床中利用艾灸至阴穴矫正胎位的方法具有效果好、痛苦小、经济、安全、随时随地人人均可施治的优点，只要正确掌握施治要点，一般孕妇三五次内即可胎位转正。不过，艾灸至阴穴的方法虽好，并非人人适合。一般来说，产妇如发现胎位不正，应先咨询医生是否可以使用艾灸来纠正胎位，有些情况特殊如产道狭窄的孕妇就不宜使用这种方法，因此应该在产科医生的指导下选择。而可以选择这种方法的产妇也应等到满 8 个月后，因为在 8 个月以前，胎儿比较小，在子宫里的活动空间还比较大，即使艾灸正了胎位，胎儿也有可能又转回去。

　　艾灸时要找准穴位，艾灸时间最好选在下午 15 ～ 17 点，因为此时是足太阳膀胱经气血最为旺盛的时候。施灸时，孕妇可取坐位，脚踏凳上，并解开裤带，亦可取仰卧位，两腿伸直。施术者将艾条点燃后，双手执住分别在两侧穴位行温和灸，艾火距离穴位约为 2 ～ 3 厘米，以不产生灼痛而有明显的温热感为度。每次施灸 10 ～ 15 分钟，每日灸治 1 次。施灸完毕孕妇应保持原位仰卧 60 分钟。灸治的当天晚上睡眠时还应解开腰带，并卧向胎儿背之对侧。接受灸治之后，孕妇应每天去产科检查一次。在胎位被纠正过来之后，即可停止艾灸。

　　当然，灸至阴穴除了用于纠正胎位外，还有其他不少好处，如月经不调、崩漏、带下、痛经、更年期综合征及乳痈、乳癖等，在至阴穴采用灸法治疗也很有效。

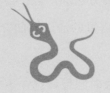

第十章

足太阴脾经

足大阴脾经对应脾，脾是人体重要的淋巴器官，具有造血、滤血、清除衰老血细胞的功能。由于脾和胃两个脏腑，具有表里关系，主宰着消化和吸收的功能。因此，脾经一发生异常，身体各种症状就会呈现出来。如心窝或胃附近会有重压感，出现疼痛、恶心、打嗝等现象。在十二时辰中，脾经对应巳时，所以对脾经的保养最好选在 9 ～ 11 点这个时段。

足太阴脾经是人体十二经脉之一，归属足三阴经。关于脾经的经脉循行，黄帝内经在《灵枢·经脉篇》中是这样描述的："脾足太阴之脉，起于大指之端，循指内侧白肉际，过核骨后，上内踝前廉，上踹内，循胫骨后，交出厥阴之前，上膝股内前廉，入腹，属脾，络胃，上膈，挟咽，连舌本，散舌下。其支者：复从胃，别上膈，注心中。"

这段话的意思是说，足太阴脾经的循行部位起于足大趾内侧端，沿内侧赤白肉际，上行过内踝的前缘，沿小腿内侧正中线上行，在内踝上8寸处，交出足厥阴肝经之前，上行沿大腿内侧前缘，进入腹部，属脾，络胃，向上穿过膈肌，沿食道两旁，连舌本，散舌下。本经脉分支从胃别出，上行通过膈肌，注入心中，交于手少阴心经。

足太阴脾经循行所过共历经21穴，它们分别是隐白、大都、太白、公孙、商丘、三阴交、漏谷、地机、阴陵泉、血海、箕门、冲门、府舍、腹结、大横、腹哀、食窦、天溪、胸乡、周荣、大包。其中隐白、公孙、三阴交、阴陵泉、血海等是该经上的重要穴位。

脾经是人体阴气最盛的经络，主要循行在胸腹部及下肢内侧，与人体的脾、胃、心等器官密切相关。在经络上，足太阴脾经属脾络胃，足阳明胃经属胃络脾。脾与胃通过足太阴脾经和足阳明胃经相络属而构成表里关系，主宰着消化和吸收的功能。因此，脾经一旦发生异常，身体各种症状就会呈现出来。如心窝或胃附近会有重压感，出现疼痛、恶心、打嗝等现象；容易下痢或便秘，身体消瘦下去；尿量少，有时甚至完全无法排尿；脚部容易冰冷、浮肿、身体有倦怠感等。

中医学认为，脾脏与脾经是相互对应的关系，保持脾经气血通畅，脾脏才能维持正常的运转。《黄帝内经》上说："思则伤脾。"是指思虑过度就会影响到脾经气血的正常运转，从而会影响脾脏的健康。

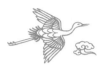

足
太
阴
脾
经
的
运
行
线
路
图

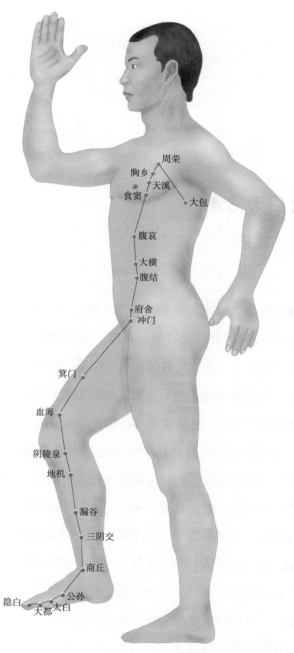

周荣

胸乡
天溪
食窦
大包

腹哀

大横
腹结

府舍
冲门

箕门

血海

阴陵泉
地机

漏谷

三阴交

商丘

公孙
隐白
大都 太白

脾为后天之本

说到脾脏，黄帝内经在《素问·刺法论》中称："脾者，谏议之官，知周出焉。"古代的谏议之官就是对皇上提出批评建议，使之改正错误的。如果对照现代社会，谏议之官就相当于纪委、监察委员会这样的机构，负责察看各方出现什么问题，然后再把这些问题传达给中央。所谓"知周"，就是要了解四方的情形，然后清楚自己该做什么事情。

在人体中，脾就是这样一个角色，能够知道人体方方面面的问题都出在哪里，然后通过自己的运作调配来把这些问题解决掉。因为"脾"的右边和"婢"的右边一样，都是"卑"，"卑"是地位低下的意思。脾在五脏这个大家族里面，它又相当于一个丫鬟。在一个大家族里，最怕丫鬟得病，丫鬟一生病，就没人做饭、没人干活儿，这个家族就会处于一个瘫痪的状态。可见，脾脏的健康与否对于人体来说是至关重要的。

那么，脾脏到底是一个什么样的脏器呢？

脾位于中焦，在膈之下，与胃以膜相连，其色赤紫，形如镰刀。脾为阴中之至阴，在五行属土。中医学的"脾"是现代医学脾和胰的合称，而其生理、病理又远非脾、胰所能概括。中医认为脾的主要功能是主运化、主升气和统摄血液。

脾的运化功能可分为运化水谷和运化水湿两个方面。运化水谷，即是指对食物进行消化和吸收。食物入胃，经过脾胃的腐熟加工，然后进入小肠，清浊分离，各走其道，再由脾输送至全身，供应各脏腑器官的营养。中医学认为，人体的消化功能主要归属于脾，脾是消化系统的主要脏器。脾运化水谷精微，维持着五脏、六腑、四肢百骸和皮毛筋骨等脏腑组织器官的生理功能。若脾失健运，则消化、吸收和转输营养物质的功能失常，引起食少、纳呆、腹胀、消瘦等症状。运化水湿，是指脾对水液的吸收、转输布散和排泄的作用。说明脾在调节水液代谢、维持水液代谢平衡方面，发挥着重要作用。

脾的运化水湿功能，可以概括为两个方面，一是摄入到体内的水液，需经过脾的运化转输，气化成为津液，并输布于肺，通过心肺而布达周身脏腑器官，发挥其濡养、滋润作用。二是将全身各组织器官利用后多余的水液，及时地输送到相应的器官，如肺、肾、膀胱、皮毛等，变成汗和尿液被排出体外。因此，在水液代谢的全部过程中，脾也发挥着重要的枢纽作用，促进着水液的环流和排泄。脾运化水液的功能减弱，就会导致水液在体内的停滞，形成痰饮、水肿。可见，脾的运化功能对于整个人体的生命活动至关重要，所以说脾是后天之本。

至于说脾气主升，即指脾气的功能特点以向上升腾为主，它包括两个方面的内容：其一是脾主升清，其二是维持人体各内脏的正常位置。脾主升清是指脾吸收水谷精微等营养物质，并上输于心、肺、头目，通过心肺作用化生气血，以营养全身，故又有"脾以升为健"之说。中医认为，脾气主升的生理作用还能维持人体内脏相对恒定于一定位置而不下垂。若脾气不升，不但影响水谷精微的输布，使气血生化无源，出现头晕、神疲乏力、泄泻等，严重者还可致脱肛、内脏下垂等。

脾主统血是指脾能统摄、控制血液，使之正常地在脉内循行而不逸出脉外。脾统血的机理，实际上是脾气对血液的固摄作用。因为脾为气血生化之源，脾气旺盛，就能保证体内气血充足，气能摄血，这样，生成之血就能在脉管内运行，不致逸出脉外。若脾气虚弱，统血功能失职，血液运行将失其常规而逸出脉外，以致出血，如便血、尿血、皮下出血等。由此可见，脾的功能是非常强大的。

人的身体要想总是保持一种健康的状态，就得随时把营养物质和新鲜气血输送到身体的各个部位以维持各脏腑功能的正常活动。周身各脏腑能够发挥其正常功能，身体就不会生病。而脾的功能就是输送营养和气血的，所以只要把脾养好了，脾脏能维持正常的生理功能，就可以百病不生，即使有病也会很快痊愈。

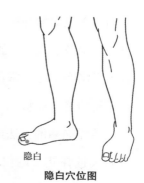

隐白

隐白穴位图

隐白穴：对崩漏出血和月经过多有特效

隐白穴是足太阴脾经的首穴，隐，是隐秘、隐藏的意思。白，是指肺之色、气。隐白穴之名意指体内经脉的阳热之气由本穴外出体表经脉。《黄帝内经》认为，隐白穴内的气血为脾经体内经脉外传之气，因气为蒸发外出，有不被人所觉察之态，如隐秘之象，故而得名。

隐白穴最主要的功能是止血，对各种出血症状都能有效地缓解。因为，隐白穴为足太阴脾经脉气所发，脾为统血之脏，灸法施术于其处有健脾统血之效，故而该穴乃历代医家治疗血崩症的常用穴。那么，隐白穴在哪里呢？黄帝内经《灵枢·本输篇》上说："脾出于隐白，隐白者，足大趾之端内侧也。"隐白穴的具体位置即位于人体的足大趾末节内侧，距趾甲角0.1寸处。

《黄帝内经》指出，按摩隐白穴对崩漏症的治疗有很好的功效。崩漏是中医的名称，是指月经周期、经期、经量严重失常的病证。经血非时而下，并量多如注，谓之崩、崩中或经崩；淋漓不断谓之漏、漏下或经漏。崩漏在发病过程中常互相转化，如崩血渐少，可能致漏，漏势发展又可转变为崩，故临床常以崩漏并称。本病以青春期女性、更年期妇女多见。凡功能性子宫出血、生殖器炎症、肿瘤等妇科疾病均可出现这一症状。严重的患者可持续数十天出血不止，常伴有面色苍白、头晕目眩、心慌气短和全身无力等一系列严重的贫血症状。

治疗崩漏的方法虽然很多，但如果应用不当往往会有一定的副作用。所以有人选择艾灸隐白穴治疗崩漏，这种方法既简便易行，效果又明显。治疗时取艾条一根将其一头点燃后，悬于一侧隐白穴上1.5厘米处，每次悬灸15～20分钟，以隐白穴周围皮色转红有热感为止。先灸一侧，然后灸另一侧，每日可灸3～4次，待出血停止后可再继续灸1～2天，使疗效更为巩固。灸时患者常常会感到小腹部原有的绷紧拘急感或空虚感消失，心情也随之开朗，经量往往于灸后不久即明显减少。

有的读者也许会问，艾灸隐白穴为什么能止崩漏呢?《黄帝内经》认为，崩漏的主要原因是冲任两脉不固，脏腑失调。因此在治疗上应着重补肝健脾益肾，调养冲任，其中又以健脾最为重要。隐白穴是足太阴脾经上的一个重要穴位，按照经络学说的原理，刺激隐白穴有健脾统血、补中益气的功效。艾灸隐白穴治疗崩漏虽然疗效显著，但当患者出血量较大，病情危急时，应及时送往医院救治。

隐白穴是脾经的井穴，我们知道脾除统领五脏六腑外，最主要的还是统领周身之血液与津阴，所以隐白穴所止之血并不局限于脾经，而是周身皆可。推至一般情况，隐白穴对于肺气不足所致的鼻出血等亦有很好的疗效。治疗鼻出血的时候可以进行点按。隐白穴因为特别小，所以不太好找，通常要用指甲掐一掐才能找到这个穴。也可用指尖点它，或者找一个细一点的按摩棒来点按。

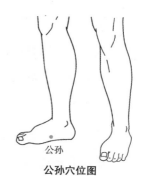

公孙穴位图

公孙穴：摆平胃痛和痛经的温阳大穴

公孙穴最早见于黄帝内经的《灵枢·经脉篇》，为足太阴脾经的络穴，别走阳明。脾主土，在人体的正中央，主运化水谷精微，输布全身，是人的后天之本，暗合统御之道。公孙穴入属脾脏，联络胃腑，又和位于胸腹部的冲脉直接相通，所以它有兼治脾胃和胸腹部各种疾患的作用。

胃主受纳，脾主运化，若气滞食积，脾胃壅滞，升降失常，运化失职，而致胃痛。艾灸公孙穴既有助于胃腑疏导积滞，又有助于脾脏运化，脾胃调和，气机通畅，疼痛乃愈。去年10月，有一位不到40岁的女士，胃痛了3年，到处求医问药，从西医到中医，从传统药方到民间偏方，服了不少的药，胃痛却始终不见好转。后来，她听朋友介绍到我这里来咨询。经过一番详细问诊，我断定她的病起于3年前秋季的一场感冒。因为，在气血运行上，手太阴肺经起源于胃，肺与胃相连。秋季阳明燥金，主气，也对应于人体的胃、肠经络。她在那个时候感冒，很容易就在胃部留下病灶。对于咳嗽流涕、头痛身重或者呕吐，大家很容易会联想到是感冒，但燥气伤胃后，只是胃部胀痛难受，这时，就很少有人会怀疑是由感冒引起的了。

　　燥气伤人，其性沉降，在秋季人感冒后，燥气会在胃部过多蓄积，就影响脾经气的升提，导致其气蓄积于胃，而出现胃胀、胃痛。找到根源后，我决定选取她左脚上的公孙穴进行治疗。因为公孙穴是足太阴脾经络穴，络于胃，而"脾主升"，左公孙穴必然应脾之升而提气。我用一根艾条在她左公孙穴上做温和的灸法，方法是把一根长艾条均匀截成 6 段，然后取一截竖直放在公孙穴上，再用胶布固定，之后，点燃远离皮肤的那一端；等到燃烧至3/4 时，将艾条取下。这种灸法效果深入而持久。一根艾条用完后，这位女士的胃胀感已全部消失了。我又让她回家后常服补中益气丸以巩固疗效，后来这位女士还特意登门来道谢，说自己的胃病彻底好了，她看上去也像是换了一个人似的，浑身散发出健康的光彩。

　　当然，公孙穴还是我们脚下的第一温阳大穴，对于年轻女性小腹受凉或贪吃冷饮导致脾胃虚寒，不能运化水湿而产生的痛经有很好的治疗作用。

　　为什么公孙穴有这么神奇的功效呢？这是因为公孙穴与冲脉相通，督、任、冲三脉皆起于胞宫。其中，冲任二脉与女子月经、生育有着至关重要的联系，因冲脉具有含蓄十二经气血的作用。调理公孙穴，等于是对人身上十二经的气血进行一次全面疏导，具有行淤止痛之功。所以，有痛经的女性朋友，可以多揉揉公孙穴，再用红糖 50 克、姜粉 5 克、胡椒粉 2 克，泡温开水喝，对治疗痛经效果会更好。

　　若是使用公孙穴温补脾阳，最好用灸法。灸的时候有个窍门，叫雀啄灸，即皮肤感觉有点发烫，马上拿开，然后再接着熏灸，每次 15 分钟左右。反复进行，犹如小鸟啄食一般，可以很好地保护皮肤。

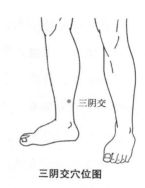

三阴交

三阴交穴位图

三阴交穴：治疗妇科病有奇效

三阴交是脾经上一个非常独特的穴位。三阴交之名，意指足部的三条阴经中的气血物质在本穴交会。本穴气血有脾经提供的湿热之气，有肝经提供的水湿风气，又有肾经提供的寒冷之气，三条阴经气血交会于此，故而得名三阴交。

三阴交穴位于脚内踝尖上三寸处，就是从内踝向上量四指，胫骨后缘凹陷处，用手按时比其他部位敏感，有点胀疼的感觉。按摩三阴交，是治疗妇科疾病最常用的穴道。只要是妇科病，刺激此穴皆有效，因此有人说它是妇科病的万灵丹。对此，中医认为，三阴交具有双向调节的作用。也就是根据个人体质不同，产生对机体有利的作用。它能通利又能收摄，能活血又能止血，能滋阴又能利湿。它可以帮助我们维持年轻，延缓衰老，推迟更年期，保证女人的魅力。因此又有人说它是父母留给我们的一笔巨额财富。那么，三阴交穴对于女人、对于人体究竟有哪些神奇的作用呢？

对于女人而言，三阴交第一大作用就是可以保养子宫和卵巢。人体的任脉、督脉、冲脉这三条经脉的经气都同起于胞宫（子宫和卵巢）。其中，任脉主管人体全身之血，督脉主管人体全身之气，冲脉是所有经脉的主管。每天 17 ～ 19 点，肾经当令之时，用力按揉每条腿的三阴交穴各 15 分钟左右，就能保养子宫和卵巢，促进任脉、督脉、冲脉的畅通。女人只要气血畅通，就会面色红润白里透红，睡眠踏实，皮肤和肌肉不松不垮。

三阴交对于女人的第二大作用是可以调月经、祛斑、去皱和祛痘。三阴交是脾、肝、肾三条经络相交会的穴位。其中，脾化生气血，统摄血液。肝藏血，肾精生气血。女人只要气血足，那些月经先期、月经后期、月经先后无定期、不来月经等统称为月经不调的疾病都会消失。而女人脸上长斑、长痘、长皱纹，其实都与月经不调有关。如果每天 21 点 ～ 23 点，三焦经当令之时，按揉两条腿的三阴交各 15 分钟，就能调理月经，祛斑、祛痘、去皱纹。

除此以外，三阴交还是调治肌肤过敏、湿疹、荨麻疹、皮炎等疾病的要穴。皮肤之所以有过敏、湿疹、荨麻疹、皮炎等毛病，都是体内的湿气、浊气、毒素在捣乱。我们知道，脾最大的功能之一是能够把人体的水湿浊毒运化出去。如果每天中午 11 点，脾经当令之时，按揉左右腿的三阴交各 20 分钟，就能把身体里面的湿气、浊气、毒素都给排出去。

值得一提的是，三阴交还是一个智能调节穴位，可以保持血压稳定。当你血压过高或过低时，每天中午 11 点 ～ 13 点，心经当令之时，用力按揉两条腿的三阴交各 20 分钟，坚持两三个月，就能把血压调理至正常值。

由于三阴交具有通利收摄的作用，所以按摩三阴交还能调治脾胃虚弱、消化不良、腹胀腹泻、全身水肿、小便不利等症。对于三阴交的按揉，你不要指望一两天就能出效果。一定要长期坚持才会有效果。三阴交既然是先天给我们无私的赠与，我们就应该好好地利用。每天坚持按揉两条腿的三阴交各 15 分钟以上，就不用惧怕疾病的侵扰，就不用惧怕岁月的侵蚀。

对三阴交进行刺激除了使用按揉和敲打的方法外，运用艾条熏灸也较为有效。如用于治疗痛经时，可在月经开始前 5 ~ 6 天起，每天花一分钟刺激本穴，远比生理痛后再来刺激有效得多。不过，三阴交穴虽是对人体有众多神奇功效的穴位，但有一点值得注意的是，三阴交穴也和合谷穴一样，同为流产的名穴，古人曾利用这些穴道来堕胎。所以怀孕初期的女性，一定不要刺激三阴交穴，更别和合谷一块儿用。

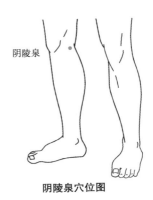

阴陵泉

阴陵泉穴位图

阴陵泉穴：脾经上的排湿大穴

　　阴陵泉穴是人体足太阴脾经上的重要穴道之一。从脚外侧的脚踝后侧（脚跟）起，往上触摸胫骨的后缘，在膝盖关节的附近，有很粗的骨凸块，这称为"胫骨内侧棵"，是胫骨内侧扩大呈现喇叭状的地方，阴陵泉穴就在此凸骨的骨边。

　　阴陵泉穴是脾经上的排湿大穴，刺激这个穴位可以快速驱除体内的脾湿，治疗因湿气过重所引起的诸多病症。我们知道，肺经与脾经同属太阴经，肺在上，脾在下。平时我们感冒了，服用西药治疗发烧咳嗽就是将体内的寒气强行压制下去。体内的寒气不得抒发，长此以往寒气就会变成湿气从肺经沉到脾经，造成脾湿。人们常患的关节炎、膝盖疼痛、颈椎病、后背痛、湿疹、青春痘、黑头等都是与湿气过重有关，对阴陵泉进行刺激均有很好的效果。

　　膝盖疼痛是中老年人比较常见的病症，其感觉十分难受，有些人甚至因膝盖疼痛难忍而减少走路，但不走路只会使脚更加衰弱，造成恶性循环。对于一些年纪大的人来说，不走动更会加速全身老化，而且，最坏的情况是成为"活死人"，只能躺着。我所住的小区有一位老太太因患风湿多年膝盖疼痛难忍，常常不敢走路，严重时只得躺在床上或是坐轮椅出门。后来，她儿子听说我是学中医的，便来请我为他母亲诊治。我主要就是选取阴陵泉给她进行艾灸，灸之前每次都是先按摩，推小腿的脾经，以及肝经等其他经络，然后再艾灸阴陵泉。灸了几次后，老人家的腿脚感觉轻快多了，不那么沉重了，疼痛的感觉也减轻了许多。听她儿子说老太太以前从不爱喝水，现在每天上午都口渴，要喝很多水。可见，她体内的湿气已从阴陵泉渐渐排出体外。阴陵泉穴对治疗膝盖疼痛是十分有效的，当发生膝盖疼痛时，除了对该穴位进行艾灸外，以刷子揉擦或以吹风机的温风进行刺激也是非常有效果的。

在生活中，"黑头""粉刺"的问题是令许多人感到十分头痛的一个问题，尤其在油脂分泌旺盛的夏天，讨厌的"草莓鼻"常常遭受别人异样的眼光。很多人都曾尝试过各种不同的方法，希望能够把黑头连根拔起，却都收效甚微。《黄帝内经》说："脾热病者，鼻先赤。"从五行看，脾胃属土，五方中与之相对的是中央，而鼻子为面部的中央，所以鼻为脾胃之外候。脾土怕湿，湿热太盛时就会在鼻子上有表现，即长黑头。所以要去"黑头""粉刺"就要除脾湿，而除脾湿的最好穴位就是阴陵泉穴和足三里了。每天坚持按揉阴陵泉穴 10 分钟，就可以除脾湿。对于足三里，要除脾湿最好是用艾灸，因为艾灸的效果会更好，除脾湿的速度会更快。

建议你在空闲的时候按揉阴陵泉穴。每天坚持 10 分钟。晚上睡觉前，用艾条灸两侧的足三里 5 分钟，只要长期坚持，就可以去除脾湿，使黑头消失。另外，有黑头的朋友最好少吃甜食，如糕点、糖果、冰激凌等，还要少吃油腻、油炸食物，多吃新鲜果蔬。

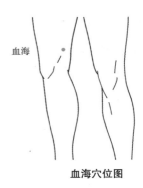

血海穴位图

血海穴：补血的最佳穴位

血海穴是脾经所生之血的聚集之处。该穴运行的气血为阴陵泉穴外流水液化上行的水湿之气，具有促生新血、补血养血、引血归经之效，为治疗血症的要穴。

血海穴位于大腿内侧，取该穴时患者应采用正坐、屈膝的姿势，将腿绷直，在膝盖内侧会出现一个凹陷下去的地方，在凹陷的上方则有一块隆起的肌肉，顺着这块肌肉摸上去，顶端即是血海穴。

古代，人们不经意间发现刺破这个地方就可以祛除人体内的淤血，因此用它来治疗体内淤血的病症。

通过刺激血海来促生气血最好的方法是艾灸。对血海穴做艾灸的季节和时间都很讲究。最好是选在季节交替的时候，比如秋末冬初，或是刚开春。这样可以更好地鼓舞气血的生长。而在其他时间里，按揉就可发挥其作用了。

按摩血海穴不仅可以促生气血，还有利于祛除脸上的雀斑。我有一个邻居萧女士，30岁之后脸上就逐渐开始长斑，用过很多祛斑的化妆品都没有效果。每次出门都只能靠涂抹遮瑕粉底盖住。有一次她到我家来串门，看到我刚好有空在家，便问我中医有没有可以祛斑的好方法。我告诉她每天午饭前按摩血海穴这个位置，对祛除脸上的雀斑十分有效。她回去后照着做了不到一个月，脸上的雀斑就开始变淡了。她见起到了一点效果就继续坚持按摩，三个月后，她脸上的雀斑就已经全部消失了，而且脸色也变得红润有光泽了，皮肤也细腻了，整个人好像年轻了五岁。现在她虽然脸上没有斑了，可她还在坚持按摩，她说这个穴位既然可以补血养血，经常按一按就可以不用再吃补血的药物了，还可以省下一堆的化妆品钱，岂不是一举两得。

按摩血海穴最好的时间是每天上午9～11点，因为这个时间段是脾经经气旺盛的时候，人体阳气处于上升阶段，只要直接按揉就可以了，每侧3分钟，力量不要太大，要以"轻柔"为原则，能感到穴位处有酸胀感即可。睡觉之前再按揉三阴交5～10分钟，以皮肤潮红为度。只要你坚持按揉血海和三阴交就会让你气血生辉，永远保有青春亮丽的脸庞。

除此之外，刺激血海穴对妇科病、湿疹、丹毒等皮肤病效果也很好。中医认为，湿疹、丹毒等皮肤病是风热之邪所致，血行风自灭，用活血的方法可以根治。对妇科病可以按揉或者点按，对皮肤病可以用牙签之类有尖的东西加大刺激。

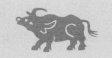

第十一章

足厥阴肝经

　　《黄帝内经》认为，肝属木，具有解毒和储藏养分的作用，可称之为人体的将军。当足厥阴肝经发生异常时，身体即会呈现各种不适的症状。如：脸色不佳、喉干、恶心等。在十二时辰中，肝经对应丑时（1～3点），丑时是万物俱寂的时候，此时人体正处于熟睡的状态，这样便于气血回归，使肝脏得到滋养。

足厥阴肝经简称肝经，是足三阴经中排在中间的一条经脉。关于该经脉的循行，黄帝内经在《灵枢·经脉篇》上载："肝足厥阴之脉，起于大指丛毛之际，上循足跗上廉，去内踝一寸，上踝八寸，交出太阴之后，上腘内廉，循股阴，入毛中，环阴器，抵小腹，夹胃，属肝，络胆，上贯膈，布胁肋，循喉咙之后，上入颃颡，连目系，上出额，与督脉会于巅。其支者，从目系下颊里，环唇内。其支者，复从肝别贯膈，上注肺。"

通俗地讲，就是说足厥阴肝经的循行，起于足大趾甲后丛毛处，沿足背向上至内踝前一寸处，向上沿胫骨内缘，在内踝上8寸处交出足太阴脾经之后，上行过膝内侧，沿大腿内侧中线进入阴毛中，绕阴器，至小腹，挟胃两旁，向上穿过膈肌，分布于胁肋部，沿喉咙的后边，向上进入鼻咽部，上行连接目系出于额，上行与督脉会于头顶部。本经脉一分支从目系分出，下行于颊里，环绕在口唇的里边。又一分支从肝分出，穿过膈肌，向上注入肺，交于手太阴肺经。

肝经循行的穴位起于大敦穴，其中经行间、太冲、中封、蠡沟、中都、膝关、曲泉、阴包、足五里、阴廉、急脉、章门，到期门穴止，总共14个穴位。肝经循行线路虽然不长，所历经的穴位也不多，但其作用却不小。肝经和肝、胆、胃、肺、膈、肾、眼、头、咽喉等器官都有联系，该经若发生病变，人体会出现面色晦暗、口渴咽干、恶心呕吐、胸闷、腰痛、大便稀溏、遗尿、小便频数，男子阳痿、早泄、疝气、阴囊肿胀，女性阴部瘙痒或子宫脱垂等症。

肝经与胆经相表里，而胆经为脏器生化的关键，所以肝在生化气血，协调脏腑经络的功能和抵御外邪方面起着极其重要的作用。肝经在第九肋骨处虽然有一个分叉，但是和十二经脉的起始——肺经相衔接。因此，又与十二经脉的最初经脉，形成生命永远的循环通道。

足厥阴肝经的运行线路图

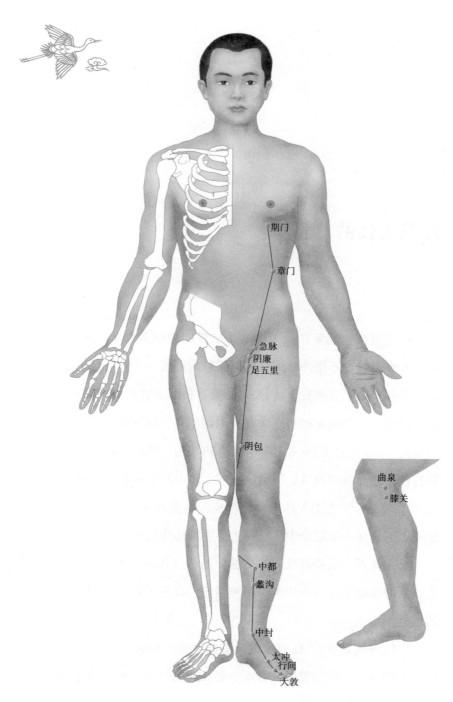

期门
章门
急脉
阴廉
足五里
阴包
曲泉
膝关
中都
蠡沟
中封
太冲
行间
大敦

肝是人体的"将军"

在《黄帝内经》中，人体的十二脏腑根据其功能都被形象地以官职分封，肝脏自然也不例外。那么，肝脏被封的是一个什么样的官职呢？黄帝内经《素问·灵兰秘典论》上说："肝者，将军之官，谋虑出焉。"在这里，肝脏被比喻为一个国家的将军。在一个国家里，将军是军队的领导者，是力量的象征。"谋"是策划，"虑"指想得非常远。所以，将军的工作不单是要带兵打仗，还要出谋划策。可见，肝在人体中的作用是极其重要的。

那么，肝脏处于人体的什么部位？主要有哪些功能呢？肝位于上腹部，横隔之下。在中医理论中，肝的主要生理功能是主疏泄和藏血。

肝主疏泄，泛指肝气具有疏通、条达、升发、畅泄等综合生理功能。肝主疏泄的功能主要表现为调节精神情志、促进消化吸收和维持气、血、津液的运行。

中医理论认为："肝为刚脏，喜条达而恶抑郁，在志为怒。"意思是说，肝属于刚强、急躁的脏器，喜欢舒畅柔和的情绪，而不喜欢抑郁的情绪，其情绪表现主要为发怒。在生活中，有的人很容易发怒，周围的人都只知道此人脾气大，却很少想到此人很可能是肝的疏泄功能出现了异常。肝的疏泄功能正常，人体就能较好地协调自身的精神、情志活动，表现为精神愉快、心情舒畅、理智灵敏；疏泄不及，则表现为精神抑郁、多愁善感、沉闷欲哭、胸胁胀闷等；疏泄太过，则表现为兴奋状态，如烦躁易怒、头晕胀痛、失眠多梦等。

肝的疏泄功能除了可调节人的精神情志外，还有助于脾胃的升降和胆汁的分泌，以保持正常的消化、吸收功能。如肝失疏泄，可影响脾的升降和胆汁的排泄，从而出现消化功能异常的症状，如食欲不振、消化不良、气泛酸，或腹胀、腹泻等。

肝的疏泄功能还直接影响着全身气机的调畅。气是血液运行的动力，气行则血行，气滞则血淤。若肝失疏泄，气滞血淤，则可出现胸胁刺痛，甚至淤积、肿块；肝主冲任，还可出现女子经行不畅、痛经和经闭；男子不射精等；肝的疏泄功能还有疏利三焦、通调水道的作用。故肝失疏泄，有时还可出现腹水、水肿等。

可见，肝主疏泄与人体气机调畅的关系是极为密切的，肝气条达，疏泄适宜，则气机通畅、升降适度，出入有节，故一切器官功能正常，若肝失条达，疏泄失宜，则气机郁滞或紊乱，升降无度，出入失节，从而使一定的组织器官功能失调而发生多种病变。

《黄帝内经》认为，肝还有主藏血的功能。肝主藏血是指肝还有储藏血液和调节血量的功能。当人体在休息或情绪稳定时，机体的需血量减少，大量血液储藏于肝；当劳动或情绪激动时，机体的需血量增加，肝就排出其所储藏的血液，以供应机体活动的需要。如肝藏血的功能异常，则会引起血虚或出血的病变。若肝血不足，不能濡养于目，则两目干涩、昏花，或为夜盲；若失于对筋脉的濡养，则筋脉拘急，肢体麻木，屈伸不利；发为血之余，血不能养发则头发易脆、分叉、断裂、焦枯；肝主冲任，女子还可出现经行量少、后期、经闭等症。

由于肝是人体中的一个重要脏器，故古代医家又称其为五脏的特使。《知医必辨》上说："人之五脏，唯肝易动难静。其他脏有病，不过自病……唯肝一病及延及他脏"。可见，肝脏的健康与否对人体来说是极其重要的，在生活中，注意肝脏的保养是维护身体健康最重要的一环。

大敦穴

大敦穴位图

大敦穴：有效缓解头痛和焦躁情绪

大敦穴是人体足厥阴肝经的要穴。关于大敦穴的命名，《黄帝内经》上说，大敦，即大树墩也，在此意指穴内气血的生发特性。本穴物质为体内肝经外输的温热水液，而本穴又为肝经之穴，时值为春，水液由本穴的地部孔隙外出体表后蒸发扩散，表现出春天气息的生发特性，如大树墩在春天生发新枝一般，故而名为大敦。

提到大敦穴的治病作用，黄帝内经在《针刺篇》中曾记载了这样一个故事：

有一个患头痛病的樵夫上山去打柴，一次，不慎碰破了足趾，出了一点血，但他却感到头部不痛了。当时，他没有在意。后来，他头痛病复发，又偶然碰破了上次碰过的足趾，头部的疼痛又好了，这次引起了他的注意。所以，以后凡是头痛复发时，他就有意地去刺破该处，结果，都有减轻或制止头痛的效应。这个樵夫所刺的部位，即是现在所称的人体穴位中的"大敦穴"。

大敦穴除了可以用来治疗头痛目眩之外，还是用来镇静及恢复神智的要穴。现代人整天工作繁忙，身体疲倦，但是躺在床上却无法入睡，早上醒来神不清、气不爽，身体倦怠，一点精神也没有。长此以往，生活步调就会趋于混乱，烦恼之事就会越来越多，身体各方面的病症就会不断涌现，最终会导致歇斯底里或神经衰弱。这时按摩大敦穴可有效缓解精神紧张引起的焦躁情绪。大敦穴位于脚大拇趾（靠第二趾一侧）甲根边缘约2毫米处。脚拇趾是肝经的起始处，肝经由此依序延伸到生殖器、肝脏、脑、眼等人体器官。因此指压"大敦"的话，能使头脑清晰、眼睛明亮。指压大敦穴时先强压7～8秒钟，再慢慢吐气，每日就寝前重复10次左右。

《黄帝内经》上讲肝藏血，所以肝经上的大敦穴能治疗出血症，且主要是下焦出血，像崩漏、月经过多等。用大敦穴治疗出血症时，常使用艾灸的方法。大敦穴旁边有个隐白穴，属于脾经，也是止血的要穴，两穴通常配合使用，止血的效果最好。灸的时候，先拿指节或指甲抬一下，哪个穴特别敏感就先灸哪个，如果两个都比较敏感就一块灸。

此外，大敦穴还是古代的医家一致公认的治疗疝气的特效穴。针灸大成之作《玉龙歌》说："七般疝气取大敦。"《胜玉歌》也道："灸罢大敦除疝气。"此穴为木经木穴（肝经属木），疏肝理气作用最强，善治因气郁不舒引起的妇科诸症；同时还是治疗男子阳痿、尿频、尿失禁的要穴。"病在脏者取之井"，若为慢性肝病，大敦穴更是必不可少的治疗与保健要穴。

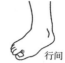

行间穴位图

行间穴：舌尖起泡，一按就消

　　行间穴为足厥阴肝经之荥穴，在五行中属火，所以具有泄肝火，疏气滞的作用。关于行间穴的含义，《黄帝内经》上说，行，是行走、流动、离开的意思。间，是指二者当中。该穴名意指肝经的水湿风气由此顺传而上。本穴运行的气血为大敦穴传来的湿重水气，至本穴后吸热并循肝经向上传输，气血物质遵循其应有的道路而行，故而得名。

　　行间穴在大脚趾和二脚趾缝上。它是一个火穴，肝属木，木生火，如果有人肝火太旺，就泻其心火，这叫"实则泻其子"。行间穴是一个泻心火的穴位。如果你经常两肋胀痛、嘴苦，那是肝火旺；而像牙痛、腮帮子肿、口腔溃疡、鼻出血，尤其是舌尖长泡，就是心火炽盛，这时多揉行间穴就可以消火。

　　有一日晚饭后，女儿对我说，她的舌尖起了个水泡，很痛，问我怎么办。我要她在左右两侧行间穴各按了3分钟。女儿按完后，就去做作业了，也没再在意舌尖的水泡，大约一个小时后，我去问她舌尖还痛吗？她这才记起舌尖长泡这么一回事，便动了动舌尖，惊异地对我说，怎么不痛了？好像那个泡破了，不痛了。

还有的人一上火就鼻出血，这等于是把火从鼻子里发出去了。这时多揉行间穴，就可以把心火从这里散发出去。在我治疗过的患者朋友当中，陈女士就是典型的一上火就流鼻血，有时候一个月要流好几次鼻血。弄得心中惶恐不安，以为自己的鼻子出了大毛病。我让她坚持按摩行间穴，自此之后，鼻子再也没有流血了。

行间穴除了用于治疗肝火旺盛的舌尖起泡和流鼻血有神效外，在临床上配合悬颅、期门、支沟、隐白、三阴交、气海等穴位，对治疗由肝火旺盛引起的头痛、目赤、失眠等症，及肝气郁滞引起的胁痛、呃逆、月经不调等症，常能起到立竿见影的效果。

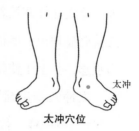

太冲

太冲穴位

太冲穴：人体最好的出气筒

　　太冲，顾名思义，"太"指最大，"冲"指冲击，意指通过按揉太冲穴，可以把人体郁结的气最大限度地冲出去。不管你是爱发火还是生闷气，按揉此穴，都能化解你的怒气，可缓解因生气引起的一些疾病。因此，太冲穴又常常被人们称作"消气穴"。

　　太冲穴是肝经的原穴，原者，发源也；通过观察原穴的异常变化，可推知脏腑的盛衰；肝脏所表现的个性和功能都可以从太冲穴上体现。有的人有时会发生头晕无力，感觉气短，以为是心脏问题，去医院检查又查不出来，其实没有大毛病，就是肝脏供给心脏的血液少了，常揉"太冲穴"就能增加心脏的供血量，解决根本问题。还有些人总感到委屈，想哭，这是肝郁的表现，最好是能哭出来把浊气放掉就好了；因为"肝为液之泪"，浊气化为液体排出体外对身体是有好处的。

　　太冲这个穴位很好找，在脚背上大脚趾与二脚趾结合的地方向脚脖子方向推，推到两个骨头连接的尽头就是太冲穴。太冲是肝经的原穴，从理论上讲，原穴往往调控着该经的总体气血。人生气之时，肝也会受到影响，太冲穴就会显现出一些信号，表现为有压痛感，温度或色泽发生变化，对外界更为敏感，甚至于使软组织的张力发生异常等。

太冲穴善于调节人体上、中、下三焦之总气，而且是冲击淤阻之气的"消气"急先锋。按摩太冲穴，能让淤气、浊气、毒素及时排出体外。每次生气或心里不痛快时，用拇指肚按住太冲穴下压，缓缓加力，按住 1 分钟，再缓缓收力，放开。如此反复指压太冲穴，每只脚按压 3 ~ 5 次。便立马神清气爽、心情愉悦、气消无踪了。所以，对于那些爱生闷气、有泪往肚子里咽的人，还有那些郁闷、焦虑、忧愁难解的人来说，太冲穴是人体最好的出气筒。

在我们的身边，常常有些人到了夜里两三点还睡不着觉，有时就是睡着了也经常做噩梦，搞得每天起来都无精打采或者莫名烦躁。这是什么原因引起的呢？中医里讲心主神、肝藏魂，本来到晚上的时候这个神和魂都该回去的，但是神回去了魂没有回去，这就叫"魂不守神"。中医认为肝火旺则魂不守神，夜卧不宁，易惊。没魂的人自然不能好好睡觉，要解决这一问题就得让魂回去。那么如何才能让肝魂回去呢？每晚临睡前花 10 分钟刺激肝经上的太冲穴，消消火气，几分钟后人感到心平气和了，自然也就能安然入睡了。

按摩太冲穴对头痛也有一定的效果。《黄帝内经》认为，头为"诸阳之会、百脉所通"，既有经络相连，又有眼、耳、鼻、口诸窍。内外相通的许多疾病的症候都会反应到头部。很多时候郁怒伤肝、肝失疏泄、气逆上冲都会导致头痛。而太冲穴可以平息肝火，疏通经络，此时按摩一下太冲穴即可以使头痛的症状减轻。

很多女性的月经总是提前或者经期延长，老是没有规律，月经的颜色深红，而且莫名地发热，经前几天特别烦躁不安，想发脾气，用中医理论来讲也是肝的问题，因为肝主藏血，还有就是肝经有热导致的。这个时候点揉太冲会有明显的效果。不过不是在经期点，要在月经来临之前 5 天就开始每天点揉太冲，每次 3 ~ 5 分钟，每个月经周期前都坚持做，两三个月后，你就会发现经期开始恢复正常了，经前的紧张烦躁也没有了，痛经也消失了。

太冲穴还可以在发烧的时候帮我们发汗，在紧张的时候帮我们舒缓，在昏厥的时候将我们唤醒，在抽搐的时候帮我们解痉。太冲穴可以解决如此众多的问题，所以我们一定要好好地善加利用。

第十二章

足少阴肾经

足少阴肾经对应肾，肾是人体的生命之源，具有生精养精的作用。如果人体的肾经发生了异常，便容易产生疲劳、头晕、食欲减退等症状。由于肾经对应的十二时辰为酉时（17～19点）。此时，正是工作完毕需稍事休息之时，因此保养肾经应不宜过劳。

足少阴肾经是足三阴经中排在最后的一条经脉，简称肾经。关于足少阴肾经的循行，黄帝内经在《灵枢·经脉篇》中是这样记载的："肾足少阴之脉起于小趾之下，邪（"邪"通"斜"）趋足心，出于然骨（即然谷穴）之下，循内踝后别入跟中，以上腨内出腘内廉，上股内后廉，贯脊属肾络膀胱；其直者，从肾上贯肝膈，入肺中，循喉咙，夹舌本；其支者，从肺出络心，注胸中。"

将这段话用白话文来表达，就是说：足少阴肾经的循行起于足小趾下面，斜行于足心（涌泉穴）出行于舟骨粗隆之下，沿内踝后缘，分出进入足跟，向上沿小腿内侧后缘，至腘内侧，上股内侧后缘，入脊内（长强穴），穿过脊柱，属肾，络膀胱。本经脉直行于腹腔内，从肾上行，穿过肝和膈肌，进入肺，沿喉咙，到舌根两旁。本经脉一分支从肺中分出，络心，注于胸中，至此脉气与手厥阴心包经相交。

肾经的循行穴位起于涌泉，止于俞府，共历经 27 个穴位，它属肾，络膀胱，与肝、肺、心有直接联系，是与人体脏腑有着最多联系的一条经脉。肾经若是发生病变，人体就会表现出各种症状，如饥饿而不想进食、脸色发黑发暗、咳嗽、痰液有时带血、气短、呼吸困难、口中灼热发干、喉咙肿痛、腹泻、站起时感到头晕、两眼昏花、视物模糊不清、心慌、恐惧等。

毋庸置疑，肾经是属于肾的，故与肾脏有着密切的关系，肾是脏腑阴阳之本、生命之源，在人体中占有十分重要的地位。所以经常保持肾经的经气旺盛、气血通畅是维持肾脏健康的首要条件，对于养颜、保持旺盛的精力、维持其他脏腑的正常功能以及性生活的和谐等都有裨益。

足
少
阴
肾
经
的
运
行
线
路
图

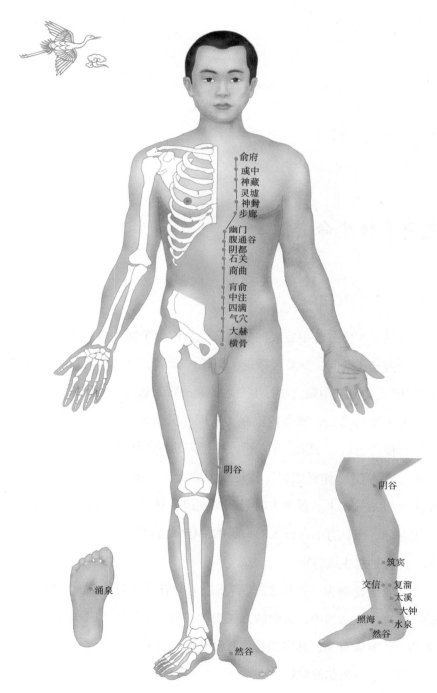

俞府
中
藏
或
墟
神
封
灵
神
墟
步
廊

幽门
通谷
腹
阴
都
石
关
商
曲
肓
俞
中
注
四
满
气
穴
大
赫
横骨

阴谷

阴谷

筑宾

交信　复溜
　　　太溪
　　　大钟
照海　水泉
　　然谷

涌泉

然谷

肾是人体生命之源

肾脏是人体五脏中重要的脏器之一，位于腰部，脊柱两旁，左右各一，故黄帝内经《素问·脉要经微论》上说："腰者，肾之府。"由于肾藏有"先天之精"，为脏腑阴阳之本，生命之源，故肾又被称为"先天之本"。

关于肾的功能，黄帝内经在《素问·灵兰秘典论》上说："肾者，作强之官，伎巧出焉。"所谓"作强"，是指人的身体精力充沛，劳动劲足有力的意思。在古代，"作强之官"就是指大力士。在古代打仗时，会有战车，战车上一般站三个人。因为古时强调"左边为尊"，所以君主或者将军一般都立于左侧，而具有非常强大的力量的"作强之官"有的时候就会居于中央驾车，并保护君主或将军。

将肾脏比喻为"作强之官"，是因为肾有护佑心的功能，且肾是有力量的。在现实生活当中，人们的力气或者"劲"都是从肾脏来的，也就是从腰来的。人有没有劲，其实全看腰有没有劲。如果肾已经虚了，人就会老哈着腰，这是肾气大伤的象征。

那么,"伎巧出焉"又是什么意思呢?表面来看,"伎巧"就是说人很灵巧,什么都会做。当人肾精足的时候,心肾相交的能力强,人的心就会很灵,心气很足。我们常常用"心灵手巧"来形容一个人聪明能干,其实人的聪明能干也有肾的功劳,因为心灵手巧这一件事代表了两个脏器,"心灵"是心的问题,"手巧"是肾的功能。

实际上,"伎巧"还有另一层含义。注解《黄帝内经》的王冰说:"造化形容,故云伎巧。"所谓"造化形容",就是指肾可以造化万物,造化生命。因为人要怀孕,就要动用肾精。对于男人的生殖系统来说,精子具有极强的活动能力,能够促使卵子发生变化;对于女人来说,受精卵着于子宫内,可以使一个"卵细胞"逐渐培育(造)变化(化)出具有特定形体(形)和容貌(容)的人来,所以称作"造化形容"。也就是说肾的另一个重要功能就是"造化形容",即能够创造一个新的生命。

肾是人体的主要排泄器官,但它又并不仅仅是一个单纯的排泄器官,而是一个对人体的内环境和正常生理活动有着关键影响的重要脏器。它通过生成尿液对血浆进行滤过,将体内新陈代谢的产物和有害物质排出体外,从而保证了人体内环境的稳定;它还通过排出酸性物质和回收碱性物质的方式来调节人体体内的酸碱平衡;它还可对人体的血浆血蛋白、葡萄糖、氨基酸、激素、维生素和钾、钠、氯等无机盐进行调节,使其按一定比例和浓度存在于体内,以起到维持人体正常生命活动的作用;它还能分泌和合成一些物质,起到调节人体生理功能的作用。因此,肾脏又是维持人体正常生命活动的重要器官。

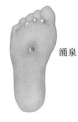

涌泉穴位图

涌泉穴：人体的长寿大穴

涌泉穴是人体足少阴肾经上一个非常重要的穴位。它位于脚底中线前三分之一交点处，即当脚屈趾时，脚底前凹陷处。《黄帝内经》上说："肾出于涌泉，涌泉者足心也。"意思是说：肾经之气犹如源泉之水，来源于足下，涌出灌溉周身四肢各处。所以，涌泉穴在人体养生、防病、治病、保健等各个方面均显示出它的重要作用。因此，被历代养生专家视为人体的第二"长寿穴"。《达摩秘功》也将此穴列为"延寿十五法"之一。

古人利用按摩涌泉穴来进行养生保健的历史由来已久。据载，苏东坡与好友佛印相聚，因已到半夜，便索性下榻寺里歇宿。其时苏轼脱去衣帽鞋袜，上床闭目盘膝而坐，先用右手按摩左脚心，接着又换左手擦右脚心。睡在对面床上的佛印见状，便打趣道："学士打禅坐，默念阿弥陀，想随观音去，家中有老婆。奈何！"东坡擦毕脚心，遂张开双目，笑答道："东坡擦脚心，并非随观音，只为明双目，世事看分明。"原来东坡居士所擦脚底，正是足少阴肾经涌泉穴的所在。东坡称此法能使面色红润；腰足轻快，终不染疾，所以日常总把它当作一门功课来做。

对于按摩涌泉穴的好处，还有歌诀为证："三里涌泉穴，长寿妙中诀。睡前按百次，健脾益精血。能益气精神，呵护三宝物；识得其中趣，寿星随手摘。"可见，经常按摩涌泉穴，人体便可以肾精充足、耳聪目明、精力充沛、性功能强盛、腰膝壮实不软、行走有力。

人们头发的盛衰和肾气是否充盈也有很大关系。头发伴随着人的一生，从童年、少年、青年、壮年到老年的演变，均和肾气的盛衰有直接和密切的关系。黄帝内经在《素问·六节脏象论》中说"肾者……其华在发"说的就是这个意思。

肾藏精，精生血，说明血的生成，本源于先天之精。化生血液以营养毛发。人的元气源于肾，乃由肾中精气所化生。元气为人体生命运化之原动力，能激发和促进毛发的生长。可见要想使自己的秀发飘逸有光泽就要注意补肾，而补肾最好的办法就是按摩涌泉穴。因此，常按涌泉穴对于维护头发的健康秀美亦有非常重要的作用。

此外，按摩涌泉穴还能防治神经衰弱、失眠、高血压、晕眩、焦躁、糖尿病、过敏性鼻炎、更年期障碍、妇科病、怕冷症、肾脏病等各种疾病，尤其是老年性的哮喘、腰腿酸软、便秘等病具有十分明显的效果。

按摩涌泉穴既然有这么多好处，那么，什么时候按摩最好呢？一般来说，可在每晚临睡前，洗脚后坐于床上，将两手搓热。然后，先用右手握右足。用左手中指、食指两指擦右足涌泉穴 100 次；再用左手握左足，用右手中指、食指两指擦左足涌泉穴 100 次。按摩的力道以穴道处有酸胀感为宜。

刺激涌泉穴最常见的保健手法有：搓、摩、敲、踩。其中最简单、最易操作的手法是踩；也可坐在椅子上，用脚底转动网球，按摩脚底穴位；或穿用根据人体脚部穴位设计的按摩鞋、拖鞋，尤其是在涌泉穴处放置药片的保健鞋，可在行走、办公、做家务的同时起按摩和保健的作用。此外，对涌泉穴进行艾灸对于改善失眠与调节高血压亦有十分明显的效果。

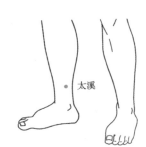

太溪穴位图

太溪穴：人体温肾补阳的要穴

太溪，是足少阴肾经的"原穴"，也就是肾脏的原气居住的地方。"太者，可大可小无限也；溪者，山涧之流水也"，此名就是统领山涧大小之流水的意思。水在人体之中是血液组成的一部分，把"太溪穴"用好了就等于是调动了静脉中的血液（小溪之水），新鲜的血液就会冲开体内的淤血，形成良性循环。

太溪穴具有滋肾阴、补肾气、壮肾阳、理胞宫的功能。也就是说，生殖系统、肾阴不足诸证、腰痛和下肢功能不利的疾病此穴都能治。《经穴解》上说："穴名太溪者，肾为人身之水，自涌泉发源；尚未见动之形，溜于然谷，亦未见动之形，至此而有动脉可见。溪乃水流之处，有动脉则水之形见，故曰太溪。"太溪穴的位置在脚踝内侧后跟骨上动脉凹陷处，当我们用手指按在这个位置上时，马上可以感觉到这里动脉的跳动。古代很多医家面对垂危的病人，就是用这个穴"补肾气、断生死。"如果在这个穴位上仍能摸到跳动的动脉，说明病人肾气未竭，还可救治；如果这里没有跳动，就说明病人阴气缠身，比较危险了。

太溪穴是人体阳气汇聚的一个重要之地，古代又称其为"回阳九穴之一"，重在补肾，具有明显提高肾功能的作用。特别是对患有慢性肾病，同时表现为浮肿、腰酸腿冷、浑身乏力的患者效果最为明显。在肾经的流注时间，即 17 ~ 19 点时按摩的效果最佳，按揉时可用对侧手的拇指按揉，也可以使用按摩棒或光滑的木棒按揉；按揉的力度，除了要有酸胀的感觉之外，还要有麻麻的感觉。

刺激太溪穴可以温肾阳，故对手脚冰冷者也极其有效。很多女性朋友长年"手脚冰冷"，据有关数据统计，女性每 2 个人中就有一个是此症的受害者。有的严重者甚至因此而得失眠症，或引起月经不调和生理痛，还有的手脚冰冷者甚至难以怀孕。手脚冰冷有的是低血压或贫血引起的，而有的则是体内虚寒、肾阳不足引起的。体内虚寒、肾阳不足者，气血流到四肢，已经是强弩之末了，自然也就无法给手脚带来温暖。对于这类患者，最好的方法就是每天在临睡前在太溪穴处进行艾灸，用间接灸、线香灸刺激，皆有疗效。

用艾条灸穴位的方法是：把点燃的艾条靠近穴位，以能明显感觉到烫为宜，感觉到很烫的时候就要移开一点。太溪穴吸收了艾灸的热量，就可以驱除体内的寒气温暖肾经，补充体内的热量和阳气，体内的寒气被驱除了，肾阳充足了，气血就可以流注到四肢，手脚自然就暖和了。因此，体质寒凉的人，不妨通过常灸太溪穴，让温暖的生机进入寒体之内，消融体内的"冰雪"。如果是在白天，还可在该穴道上贴上米粒，这样，即可长时间保持穴道疗效。若能同时并用次髎穴、涌泉穴、三阴交穴，则效果更好。

按揉太溪穴对腰痛腰酸的效果也特别好，刺激时，除了穴位要有酸胀感以外，还应该有麻电样的感觉向足底发散。另外，半身不遂、下肢活动功能不好的病人在家庭护理中也可以进行这样的操作。

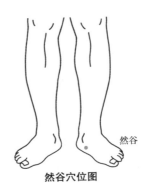

然谷

然谷穴位图

然谷穴：让你的胃口大开

然谷穴是人体足少阴肾经的荥穴，位于我们的脚内侧，足弓弓背中部靠前的位置，可以摸到一个骨节缝隙，即是该穴。然，即是燃烧之意，"谷"则表示这个穴的位置在足内踝前起大骨间，这个位置精气埋藏得特别深。前人认为人体的经气流经此穴时，似有火在人体深深的溪谷中燃烧，故而取名"然谷"。

然谷穴是一个具有增强脾胃功能、促进胃里食物消化的穴位，按摩然谷穴可以让人很快产生饥饿感，所以现代又有人认为，然谷，也就是"燃谷"，即"燃烧谷物"的意思。谷物就是我们吃进胃里的食物，燃烧就是消化。

在生活中，当我们在伤心、生气、紧张或者生病的时候都会有不想吃东西的感觉，并且也不会觉得饿；还有的女性常常不吃早饭也不会有饥饿感，经常如此，脾胃就没有东西可以运化成气血，我们的脾胃功能也会出问题，身体更会受损害。因此，遇到这种情况的朋友，该怎么办呢？当然最好的办法就是开胃，人有胃口了就会产生饥饿感。有了饥饿感，就会想吃东西，这也说明肠胃已开始恢复了正常功能。

如何开胃呢？前面讲了然谷穴可以让人很快产生饥饿感，所以只需按然谷穴就行了。不过按摩然谷是很有讲究的：首先要准确地找到然谷穴，用大拇指用力往下按，按下去后马上放松。当大拇指按下去的时候，穴位周围乃至整个腿部的神经上都会有强烈的酸胀感，但随着手指的放松，酸胀感会马上消退。等酸胀感消退后，再按上面的方法按，如此重复 10～20 次。双脚上的然谷穴都要按。如果是自己给自己做，则两个穴位可以同时进行。

按摩然谷穴的时候为什么要用这种手法呢？在针灸里有"补"和"泻"的手法，按摩也一样。一般来说，快速的、强烈的刺激为泻法，柔和的、缓慢的刺激为补法。一个穴位，用补法与用泻法进行按摩，其效果是不一样的，甚至相反。我们上面讲的就是泻法。要把这个手法做对，才有明显的效果，不然，如果只是随便按一按、揉一揉，虽说仍然会有效果，但还是会大打折扣的。

说到这里，有人不禁要问了，重复按 10～20 次，那到底是 10 次还是 20 次呢？那就要看你是否按到位了。当你感觉酸胀感越来越难以退去，最后再也不退的时候，就是按到位了。如果按到位了，只按 10 次也就足够了；如果按得不到位，那么按 20 次可能也不行，不过总还是会有一些效果的。

按摩然谷穴后，当你感到嘴里唾液分泌增多了，有饥饿感了的时候，就可以吃东西了。不过也不可吃得太多，吃到七分饱就可以了。

然谷穴还有一个作用就是平衡水火，专治阴虚火旺。如果心火太大时，在这个穴位揉一揉，就可以使身体不致太热也不致太冷。如果夜里心烦睡不着觉，伴口干，在睡觉之前揉揉然谷穴，不一会儿就会感觉嘴里有了好多唾液，不那么想喝水，也没那么烦躁了，自然也就能睡得踏实了。

青蓝